U0197943

高校转型发展系列教材

瑜伽实用教程

李　彤　主编

刘　理　郭诗艺　陈焕坤　郭云清　副主编

清华大学出版社

北　京

内 容 简 介

本书共 6 章，系统地介绍了瑜伽基础理论知识和发展概况。其中，第 3 章着重讲解瑜伽体位，共分 9 小节：1～7 小节讲解必修体式，8～9 小节讲解选修体式。

本书体位标准的制定，遵循"循序渐进、全面均衡、安全有效"的原则。在体式的编排上，按难易程度排序；在体式的选择上，均衡取用坐姿、前屈、后展、侧弯、扭转、倒置、平衡和其他类别，兼顾练习安全与健康效果。

通过学习本书，学生能够从理论到实践加深对瑜伽的正确认识，通过持之以恒的练习，达到身心健康的目的。

本书可用于学校瑜伽教学，也可作为瑜伽教练的参考书和瑜伽爱好者的自学资料。

图书在版编目(CIP)数据

瑜伽实用教程 / 李彤主编 . —北京：清华大学出版社，2020.10 (2024.9 重印)
高校转型发展系列教材
ISBN 978-7-302-56581-9

Ⅰ.①瑜… Ⅱ.①李… Ⅲ.①瑜伽－高等学校－教材 Ⅳ.① R793.51

中国版本图书馆 CIP 数据核字 (2020) 第 187003 号

责任编辑：施 猛
封面设计：常雪影
版式设计：方加青
责任校对：马遥遥
责任印制：刘 菲

出版发行：清华大学出版社
　　网　　址：https://www.tup.com.cn，https://www.wqxuetang.com
　　地　　址：北京清华大学学研大厦 A 座　　　邮　　编：100084
　　社 总 机：010-83470000　　　　　　　　邮　　购：010-62786544
　　投稿与读者服务：010-62776969，c-service@tup.tsinghua.edu.cn
　　质 量 反 馈：010-62772015，zhiliang@tup.tsinghua.edu.cn
印 装 者：北京嘉实印刷有限公司
经　　销：全国新华书店
开　　本：185mm×260mm　　　印　　张：8.5　　　字　　数：194 千字
版　　次：2020 年 10 月第 1 版　　　印　　次：2024 年 9 月第 5 次印刷
定　　价：49.00 元

产品编号：070843-01

前　言

瑜伽是一种古老而又时尚的运动，早已风靡全球，在我国也受到越来越多人的喜爱。

瑜伽以促进身心健康为目的。练习者通过体位训练、气息调控和心理调节等，不但能改善体姿、增强身体活力，还能延缓机体衰老，是体育养生的重要组成部分。

如今，瑜伽会馆遍布大小城市，部分学校也开设了这门课程。在这一背景下，编写一套适合教师教学、学生学习的瑜伽教材势在必行。

本书是编者基于多年的瑜伽学习、实践和教学所积累的知识及经验，并结合国家体育总局社会体育指导中心和全国瑜伽运动推广委员会在全国大力推广的健身瑜伽体式标准编写而成的。本书旨在介绍健身瑜伽的正确方法，从准备姿势、方法、注意事项、功效等多方面进行说明，并配有大量图示，便于学生学习和掌握。

本书由李彤主编，刘理、郭诗艺、陈焕坤、郭云清为副主编，动作示范由王宇晴、孙淼、宋艳杰完成。

编者在编写本书的过程中，查阅并参考了国内外有关瑜伽的文献资料以及国家健身瑜伽标准，在此对相关作者表示感谢。由于编写人员的水平和经验有限，书中难免有不妥之处，敬请广大读者批评指正。反馈邮箱：wkservice@vip.163.com。

编　者
2020年8月

目　　录

第1章
瑜伽概述

1.1　瑜伽的概念与历史

1.1.1　瑜伽的概念

"瑜伽"一词从印度梵语"yug"或"yuj"演变而来，是梵文"yoga"的音译，意思是自我(Atma)和原始(The Original Cause)的结合(The Union)或一致(One Ness)。

瑜伽是通过提升意识，帮助人们充分发挥潜能的哲学体系及在其指导下的运动体系。瑜伽姿势是运用古老而易于掌握的方法，提高人们生理、心理、情感和精神方面的能力，以达到身体、心灵与精神和谐统一的运动形式。

1.1.2　瑜伽的历史

瑜伽源自古印度。它最初是婆罗门教(印度教的前身)为了实现解脱而采用的一种修持方式，后来这种方式被佛教和耆那教所吸纳，故成为印度宗教特有的产物。

"瑜伽"一词最早出现在婆罗门教经典——《梨俱吠陀》中。"瑜伽"的思想和实践在印度源远流长，可追溯到大约公元前3000年前的印度河文明。据考古学家发现，当时居住在印度河流域的达罗毗荼人已开始从事瑜伽实践活动了。随着时间的推移与发展，现代学者将瑜伽发展的历史分为以下几个时期。

1. 前古典时期

大约公元前5000年开始，直到《梨俱吠陀》的出现为止，是瑜伽原始发展、缺少文字记载的时期。瑜伽由一种原始的哲学思想逐渐发展成为修行的法门，其中的静坐、冥想及苦行，是瑜伽修行的中心。

2. 古典时期

大约在公元前300年，印度大圣哲帕坦伽利(Patanjali)创作了《瑜伽经》，印度瑜伽在其基础上真正成形，瑜伽行法被正式定为完整的八支体系，帕坦伽利被尊为"瑜伽之祖"。

3. 后古典时期

自《瑜伽经》以后，为后古典瑜伽时期，这一时期产生了节食、禁欲、体位法、七轮等，加上咒语、手印、身印尚师之结合，是后古典时期瑜伽的特点。

1.2　国内外瑜伽发展简况

1.2.1　国外瑜伽发展情况

瑜伽起源于古印度，属印度六大哲学派别中的一系，至今已有5000多年的历程。瑜伽发展到今天，已经作为一项身心锻炼修习法在世界上许多国家传播。从印度传至欧美、亚太、非洲等，瑜伽在其发展过程中形成了不同的派别。随着瑜伽的发展与传播，国外在研究教学的同时，已经将瑜伽的体式与呼吸方法结合到医疗当中，多数集中于研究瑜伽对癌症的作用，或者是瑜伽在心理疾病领域的应用。除了教学方面及体式方面的研究，人们还将瑜伽融入其他领域中，尝试着提升人们的生活品质。

1.2.2　国内瑜伽发展情况

从1985年"中国瑜伽之母"张蕙兰女士通过央视亲自教授瑜伽以来，瑜伽正式在中国广为传播，至今已有30多年。随着社会发展进程的加快及教育改革的不断深入，瑜伽作为现代新兴运动项目逐渐走入课堂，得到更多学生的青睐，但一直没有完全正规的教材或者规则指引和带领我们进行学习。在此背景下，2017年，国家体育总局社会体育指导中心审定了由全国瑜伽运动推广委员会编写的《2017健身瑜伽108式体式标准》。此书对体式划分级别，对每个体式的做法进行讲解，为高校及专业的瑜伽教师提供了依据。2018年6月，此书再版，内容更加完善，有效地帮助高校教师解决了"教什么"和"如何教"的问题。此外，全国瑜伽运动推广委员会为了瑜伽项目的正规发展，编写了瑜伽项目比赛规程，举办不同级别、不同层次的比赛，再次大力地推广瑜伽，使其变成比赛项目，而不是单纯的健身运动，这是瑜伽教学和项目发展的一个重要里程碑。

1.3　瑜伽的流派和练习注意事项

1.3.1　瑜伽主要流派

1. 哈他瑜伽

在"哈他"这个词中，"哈"代表太阳，"他"代表月亮，体现了宇宙所有对立面的平衡，比如男与女、日与夜、阴与阳、冷与热等，代表通过体位法练习让身体获得两极相等的灵活性和力量。哈他瑜伽是目前世界上较为流行的一种瑜伽。这种瑜伽有很多种呼吸法、体式和动作。在练习时，十分强调对呼吸和动作有效的连接和控制，以此来实现哈他练习的目的，提高身体的柔韧度、协调度，对预防疾病、平复情绪、塑造形态等有着良好的效果，在不断完善身体层面的同时，带来阴阳的和谐统一，即体内各大系统的和谐统一、身与心的和谐统一，以及人与外在环境的和谐统一。

2. 业瑜伽

在这里，"业"是行为的意思。业瑜伽认为，行为是生命的第一表现，比如衣食、起居、言谈、举止等。业瑜伽倡导将精力集中于内心世界，通过内心的精神活动，引导更加完善的行为。瑜伽师通常执着苦行，净心寡欲。他们认为，人最好的朋友和最坏的敌人都是他本身，好坏全由他自己的行为决定。只有完全奉献，才能使自己的精神、情操、行为达到合一的境界。

3. 奉爱瑜伽

奉爱瑜伽强调信、爱、诚，强调要怀着一颗感恩的心，通过歌、舞蹈、佩戴饰物，使身心呈现的自然状态。只有真正地将心打开，才能使我们真正地达到生命的开放、无我、理性、智慧和大爱的状态。

奉爱瑜伽强调奉献，适于重感情的人。唱圣歌构成了奉爱瑜伽的主要内容。

4. 王瑜伽

大约在公元3世纪，王瑜伽的创始人是帕坦伽利，著有《瑜伽经》。帕坦伽利将印度流传的所有瑜伽修行方法进行了全面的整理，使其更加系统化。他所总结的瑜伽八大分支给出了瑜伽练习者纯洁身体与精神的实践步骤，常被称为"王者之道"。这八大分支也可以看作瑜伽修行的八个阶段，具体包括以下内容。

(1) 禁制，也称外制。它是选择修行王瑜伽及跟随的导师后，导师会给予的戒律，是导师所给予的约束。在几千年的王瑜伽师徒传承过程中，已经固定了五大约束，即不杀生、不妄语、不偷盗、不淫、不贪。

(2) 尊行，即自己对自己的约束和行为控制，具体包括遵守清净、满足、苦行等。

(3) 体式。在遥远的古代，印度瑜伽修行者和印度教的先哲就认为，热爱神明也要热爱自己的身体和灵魂。保持身体的清洁是基本的清洁，而这样的锻炼，会让身体更健康、更清洁，更有资格去接近和服侍神。

(4) 调息。瑜伽先哲认为，只有控制好自己的呼吸，才能更好地控制自己的思想和人生，于是有了这样一个单独练习高级呼吸法的环节。

(5) 制感，即控制自己的感官。瑜伽修行者应让自己的感官内收，更清晰地去观察自己的思想、呼吸、身体。更深层次就是在修行熟练的情况下，直接关闭自己的感官。

(6) 专注，即专注于自己的内心世界，专注于对生命的思考。

(7) 冥想。在冥想中，体验放松、扩展、安宁与平静。长时间的宁静状态使人不再为依附感所制约，也不会为悲喜所动。

(8) 三摩地。当认知者、认知与认知对象合而为一时，人就能完全进入境界。我们可以在智性层面给出三摩地的解释，但它只能经由心性层面去体验。三摩地是自律修习八支瑜伽的成果。

5. 流瑜伽

流瑜伽是在阿斯汤嘎瑜伽和活力瑜伽的基础上，结合传统哈达瑜伽而产生的相对温和舒展的瑜伽流派。流瑜伽注重呼吸的配合及体式之间的衔接，体式的难度相对较低，学员可根据自身情况学习，相对而言比较灵动活泼、奔放飘逸。

6. 阿斯汤嘎瑜伽

阿斯汤嘎瑜伽由帕塔比·乔伊斯根据他的老师克里希那玛查亚的教学内容创建和完善。最初创立阿斯汤嘎瑜伽是为了适应学生的需要，当时大多数学生为运动员身份的年轻人，所以体式内容相当有挑战性，需要有一定体能才能完成。技术上有串联体式、喉呼吸法、收额收束法、会阴收束法、凝视点等，包括多级的体式安排，具体为：初级序列，也叫瑜伽疗法，目的是建立双脚的根基和形成双腿的力量，改善背部的僵硬，消除身体层面的毒素；中级序列，目的是改善神经系统的不稳定性，让它更加敏锐安静；高级序列，是在初级和中级的基础上更好地让身体和意识相结合，显示优雅的状态。阿斯汤嘎瑜伽的体式安排有严格的顺序规定，要求学生必须先完成初级序列之后才能进行中级序列的练习，依此类推。

7. 阴瑜伽

阴瑜伽是注重身体结缔组织锻炼的哈达瑜伽流派，以每个体式放松肌肉、坚持时间比较长为主要特征，最先由保罗·格里瑞提出并推广。该流派的理念是根据中医经络学说和道家功法以及印度气轮理论建立一种锻炼方法，体式安排以轻柔为主，不注重体式之间的连接和精细协调，比较适合于恢复性锻炼。

8. 比克拉姆热瑜伽

比克拉姆热瑜伽的特点是以26个固定的体式和调息方法为基础，并在38～42℃的室温和一定的湿度下进行(所以也称为"热瑜伽")。这个流派的瑜伽教学较为激烈，需要学生有一定的体能基础。

9. 双人瑜伽

在方兴未艾的瑜伽热潮中，双人瑜伽渐渐受到关注。和个人修习相比，双人瑜伽更重视分享、交流和互助，在增加了瑜伽乐趣的同时，练习者之间的爱、友情、信任、合作精神也随之提高。

顾名思义，"双人"可以是夫妻、父母、朋友、情侣，甚至是想提高工作配合程度的同事，或者想增加合作机会的生意伙伴等。但是由于有很多的身体接触，在动作选择和课程设计上要因人而异。

10. 空中瑜伽

空中瑜伽又叫反重力瑜伽，利用空中瑜伽吊床，完成哈他瑜伽体式。练习者能感受到身体体重，加深体式的伸展、阻力和正位能力，具有高效的放松、疗愈、瘦身效果，更具有趣味性和互动性。

11. 理疗瑜伽

理疗瑜伽是把瑜伽的方法运用在治疗方面，它和阿育吠陀是姊妹学科。阿育吠陀是吠陀(Ayurveda)的学科，提供健康和疾病理论上的阐释，同样给我们练习的建议，比如如何保持健康和治疗疾病，如何达到健康长寿等。阿育吠陀的理论使我们理解为什么以及如何运用瑜伽的方法进行治疗。

12. 茶熏瑜伽

将茶道与瑜伽结合在一起的养生活动，即茶熏瑜伽。将茶熏融入瑜伽中，是新兴而又古老的一种养生健体方法。

1.3.2　练习瑜伽注意事项

(1) 对练习者的饮食没有特别规定，可以将胃的一半装食物，四分之一存水，其余四分之一保持空缺，即不要吃得太饱，以免感到沉重和懒散。练瑜伽前后一个小时内不要用餐，饭后两个小时内尽量避免练习。

(2) 手术后半年和女性生理期不宜练高难度动作。

(3) 高血压、哮喘病患者和孕妇只做简单动作。

(4) 以赤脚为好，穿着宽松、舒适，以便身体能自由活动。

(5) 不宜在过硬的地板或太软的床上练习，练习时应在地上铺一条垫子。

(6) 如果在保持某一姿势时，感到体力不支或发生痉挛，应立即收功，加以按摩。

(7) 宜在安宁、通风良好的房间内练习。室内空气要新鲜，可以自由吸入氧气。也可以在室外练习，但环境要令人愉快，比如花园，不要在大风、寒冷或不洁的、有烟味的环境中练习。不要在靠近家具、火炉或妨碍练习的任何场所练习，以免发生意外，尤其在做头手倒立时，不要在电风扇下练习。

(8) 练习时，睁眼闭眼都可以，把注意力集中在体内所产生的感觉上。

(9) 可能的话，练习前排出大小便，减轻负担。

(10) 量力而行，不可逞强，动作缓慢，不可骤然用力，不要刻意追求"标准"。当你伸展到自己能承受的最大程度时，就是做正确了。暖身很重要，不要一开始就做高难度的动作，以免造成运动伤害。最好先做一些瑜伽暖身动作，可在开始锻炼之前，步行5分钟，或者爬楼梯，让全身充分活动开。注意循序渐进，避免身体受到伤害。练习时尽量放松心情，可容许身体有一点点酸痛的感觉，但不要过度用力或勉强做动作。

(11) 练习时不要大笑或说话，要专注地保持有规律、较深沉的呼吸，这有助于身体放松。

(12) 最好能每天练习，做完一个完整的瑜伽动作后，记得躺下来休息。

(13) 做每个姿势时，坚持5次完整的呼吸，保证你吸入和呼出的时间长度相等。做一系列动作时，都先从同一条腿开始，然后再换另一条腿，弯曲后放松，深深地呼吸。如果你还想要做，可以重复。

(14) 要想更容易地完成平衡动作，你可以在地板上找一个点，在你前方距离3～4脚的地方。眼睛放松，当你慢慢靠近位置时，集中注意力在那个点上，保持平衡姿势并且深深地呼吸。

(15) 每个星期保证锻炼3～4次。尽管许多动作看起来简单，但是一些姿势，特别是平衡动作，对初学者来说还是不容易的，不要害怕这些动作，可依据自身情况及时修正练习计划。

第2章
瑜伽呼吸控制法

2.1 瑜伽调息法概述

在"普拉那雅玛"(梵语词，Pranayama，调息)这个词中，普拉那(Prana)既指呼吸的气息，也指生命之气。在"普拉那雅玛"这个词中，雅玛(Yama)的意思是控制。在练普拉那雅玛调息法时，练习瑜伽者试图通过控制普拉那来控制自己的心意——而为了控制普拉那，首先要学习控制呼吸的方法。因此，和其他试图控制心意的瑜伽功法，例如，瑜伽语音冥想相比较，普拉那雅玛调息法是较为机械性而又侧重身体方面的，据说普拉那雅玛本身能够产生一种安宁平静的心境。换言之，练习瑜伽者通过普拉那雅玛调息，可使生命之气在中经流通。

据说，人体内的生命之气可以分为以下五个主要部分。

1. 普拉那(Prana)

这里的普拉那与总体的生命之气普拉那并不是同一个词，确切地说，这里具体是指与神经网、肌肉群有联系的普拉那，它能使肺部、发声器官以及各器官的活动活跃起来。凭借这种普拉那的力量，人的呼吸过程才能自动进行。

2. 阿帕纳(Apana)

阿帕纳的位置在肚脐区域之下，其作用是向双肾、大肠、生殖器官和肛门提供能量。正是凭着这种阿帕纳的力量，普拉那才被排出直肠以及口、鼻。换言之，阿帕纳是自然下行的。

3. 萨马那(Samana)

萨马那位于肚脐和心脏之间，负责调节身体的平衡度，给整个消化系统以动力，并控制这个系统。

4. 乌达那(Udana)

乌达那影响和控制身体自喉部以上的一切部分，如眼、耳、鼻等。据说实际上所有的感官以及脑袋的活动都是由乌达那激发起来的。乌达那是自然上行的。

5. 瓦雅那(Vayana)

人们相信，瓦雅那遍布人体全身，负责激发四肢的活动，调节和控制人的整体运动，并和其他普拉那分类共同协作。瓦雅那的作用在于收缩和扩张。

2.2　瑜伽呼吸练习种类与方法

1. 胸式呼吸

这种呼吸方式起伏的部位主要在胸部。其实每个人平时的呼吸都是胸式呼吸，人在情绪不稳定时做几下胸式呼吸，往往可以使其恢复平衡。

姿势：以自己最舒服的姿势坐定，腰背挺直，脊柱向上拔高，把两手放在胸两旁的肋骨上，以帮助自己感受呼吸时胸部的隆起和收缩。

步骤：深深吸气，感觉胸部的隆起(肋骨向外、向上扩张)，然后缓缓呼气，向内、向下放松肋骨。这样重复做几次，熟练了之后可以把手放下来练习。

功效：经常练习深长的胸式呼吸，可以帮助把体内的废气、浊气排出体外。

2. 腹式呼吸

腹式呼吸又叫横膈呼吸。横膈是把肺和腹腔器官分开的强有力的膜状肌，吸气时横膈膜运动越向下，吸入肺脏的空气就越多。

姿势：以自我感觉最舒服的坐姿坐定(仰卧亦可)，腰背挺直，脊柱向上拔高。一只手放在肚脐下方小腹的位置，来帮助感受呼吸时腹部的收缩；另一只手放在鼻子的前面，帮助感受气体的呼出。

步骤：先随着呼气把腹部收紧，然后深深吸气，手随腹部隆起而上升，胸部不要扩张；再缓缓呼气，腹部向脊柱方向用力收紧，于是最大量的空气将从肺部呼出。

要领：最好把腹部想象成一个气球，吸气是在向气球里吹气，呼气是把气球里的气放出来。

功效：腹部是气血交汇的场所，经常做腹式呼吸可以促进全身的气血循环。平时我们的呼吸都不能到达肺底，而腹式呼吸可通过按摩腹部内脏，帮助把肺底的废气排出来。

3. 完全瑜伽呼吸

完全瑜伽呼吸是瑜伽体系的一大基石，它教给练习者正确的自然调息法。练习者一定要把完全瑜伽呼吸融入日常生活，使之成为一种习惯。假以时日，练习者就会感受到身体发生的奇妙变化。

姿势：采用一种放松的坐姿或站姿，宽衣松带，脊柱和头部保持与地面垂直，双臂自然下垂或放在腿上，全身放松，也可采用卧姿。

吸气阶段：两手放在肋骨下方，慢慢地吸气。首先腹部先胀起并向外和其他方向扩张；其次到胸腔下部(肺的中段)；最后到胸腔上半部分(肺的上端)，胸腔和肋骨向上同时向外扩张，背部下沉，这时腹部微微下降。

要点和提示：吸气时不必强求过长时间，以免缺氧。尽量吸入更多氧气，从腹部到胸腔像波浪一样平顺自然，肩膀不要用力，上半身尽量放松。

呼气阶段：精神放松，缓慢而平稳地呼气，首先放松上胸部，也就是肺的上端；其次放松胸腔下部，这里是肺的中段，感受肋骨腔从各个方向和角度回收；最后到肺的下端，也就是腹部。呼气时，腹部再向内回收一点，挤压掉剩余的浊气，气息从胸腔上端到腹部像波浪一样缓缓地退去

要点和提示：在练习时要注意调整呼气、吸气、屏息的时间。练习一段时间之后，可以适当延长这三者持续的时间，特别要掌握好屏息的时间。屏息的目的是使神经系统恢复活力，所以必须在脑松弛的状态下进行，如果在屏息的过程中眼睛发红、身体懒倦、心情焦躁，就说明屏息做得过度了；而如果在练习中只是头顶微微出汗，则不必担心，这说明您的身体得到了净化。

功效：完全瑜伽呼吸排出的二氧化碳是普通调息法的3倍以上，可使新鲜空气按照所排出的二氧化碳量被吸入体内。在吸气的过程中，横膈膜会松弛地下降，内脏从挤压的状态中恢复原状，从心脏输出的新鲜血液会充分进入内脏，从而为大脑和内脏补充更多氧气，增强消化系统和内脏的功能，提高人体免疫力，改善哮喘、肺部疾病等，改善生命活力和思维能力，使人不容易焦虑和紧张，对培养集中力、注意力都有很好的效果。此外，这种调息法能消除肌肉、内脏的疲劳，对剧烈运动后的自主神经系统紊乱、内分泌不正常的应激状态具有平息作用，能为肌肉输送更多的营养和氧气，促进人体的健康。

4. 冷却调息法

这是一种能够使全身平静的调息法，主要特点是用嘴巴缓缓呼吸，再通过两个鼻孔徐徐呼气。逐渐使全身平静，同时放松神经系统。

姿势：按一种舒服的姿势打坐，把双手放在双膝上。上身脊柱、头部、颈部始终保持平直，双目闭合，全身放松。

步骤：舌头前伸，触及牙齿内侧，嘴唇微微张开，上下齿间留有缝隙，空气可以从缝隙中进入口中。用嘴吸气，感觉空气经过整个舌体。在不过度用力的情况下，尽可能多地吸入空气。接下来，用两个鼻孔慢慢呼气，直到呼完所有吸入的空气。这是一个完整的过程，至少练习10遍。

功效：这个方法能够放松肌肉，净化血液，对整个身体和神经系统具有镇定和放松的作用。它还能促进周身元气运行流畅，缓解心情忧郁和精神紧张。

5. 蜂鸣调息法

姿势：按一种舒适的瑜伽坐姿打坐，脊柱挺直。

步骤：闭上双眼，放松全身片刻。嘴巴在整个练习过程中都是闭紧的，通过两个鼻孔满满地吸气，蓄气不呼，采用收颔收束法和会阴收束法，坚持几秒钟，然后恢复正常呼吸。将两手的食指轻柔地推进双耳外耳道，塞住两只耳朵。嘴巴继续闭紧，上下牙齿分开，然后缓缓呼气，产生一种如同蜜蜂一样连绵不断的嗡嗡声。呼气应缓慢而有节奏，将意识完全集中于声音的振动上面。这是一个回合。

功效：蜂鸣呼吸能缓解紧张、焦虑和易怒的情绪，有助于降低血压，维持平和的心态，还能消除咽喉不适，对嗓子非常有益。

说明：初学者开始只能进行3～5个回合，以后可逐步增加次数。进行这个练习时不要采取俯卧的体位，以免由于压迫声门，而对肺部造成损伤。

6. 风箱调息法

姿势：按一种舒适的坐姿坐定，头和脊柱保持挺直，闭上双眼，放松全身。

步骤：具体分为以下两个阶段。

第一阶段：右手放在脸部前面，食指和中指放在前额，拇指在右鼻孔旁、无名指在左鼻孔旁，小指伸直。左手放在左膝上。以拇指压鼻旁，按住右鼻孔。腹部快速而有节奏地扩张、收缩，气体经由左鼻孔，快速地吸入和呼出20次。深吸一口气，用拇指、无名指在鼻子两旁压迫，采用收颔收束法和会阴收束法，保持几秒钟，然后呼气，并恢复正常呼吸。用无名指按住左鼻孔，腹部快速而有节奏地扩张、收缩，气体经由右鼻孔，快速地吸入和呼出20次。再次深吸一口气，重复练习。这是一个回合，每次做3个回合。

第二阶段：按第一阶段同样的坐姿坐定，双手放在双膝上，同时通过两个鼻孔，快速呼吸20次。接着深深地吸气、屏息，采用收颔收束法和会阴收束法，保持几秒钟，呼气，恢复正常呼吸。这是一个回合，共做3个回合。

功效：风箱调息法有助于净化肺部，排除多余气体，对缓解哮喘、肺结核等疾病症状有一定效果。它还有助于消除喉部炎症，使人思维清晰、心态平静。

7. 圣光调息法

这是清洁头脑额区的一种功法，可以在任何时间练习，特别适合在冥想前练习。

姿势：任选一种舒适的瑜伽坐姿打坐，合上双眼，放松全身。

步骤：与风箱调息法一样进行腹式呼吸，重点放在呼气上。与风箱调息法不同的是，应让吸气慢慢地自发地进行，微微地用力呼气，每次呼完之后稍作悬息，然后轻轻吸气。采用收颔收束法、收腹收束法和会阴收束法，将意识集中于眉心，以感到空虚和宁静为准。接下来解除三种收束法，缓缓吸气，放松全身。这就完成了一轮，每次共做5轮。

功效：圣光调息法能使大脑充分休息，并让心情在空虚的状态中重获活力，有助于预防血栓。

8. 纳地净化功

姿势：在莲花坐、至善坐或简易坐中任选一种。背部挺直，双手放在膝上。闭上眼睛，全身放松，意识集中在自己的呼吸上。

步骤：具体分为四个阶段。

第一阶段：右手的食指和中指并拢，放在前额，大拇指放在右鼻孔旁边，无名指放在左鼻孔旁边，用大拇指和无名指控制鼻孔的气流出入。用大拇指轻柔地按住右鼻孔，用左鼻孔缓慢而深长地呼吸，共进行5次完全的呼吸。然后移开大拇指，用无名指按住左鼻孔，完全用右鼻孔呼吸，也是进行5次。

要点和提示：首先，每次呼气和吸气都要尽量去完成，但以不感到气促为度。如果有气促的感觉，则表明吸气或呼气的时间太长了，应该适当减少吸气量，以感到舒适为准。当然，经过练习，可以逐渐增加吸入的空气量。其次，呼吸时不要过于快速或粗重，气流进出鼻孔时，最好不要发出任何声响。最后，要学会控制吸气和呼气过程，吸气和呼气的持续时间大致相同。以上就是一个回合，共做25个回合。第一阶段可持续15～20天，如果没有什么困难，就继续做第二阶段的练习。

第二阶段：右手的位置与第一阶段相同。用大拇指按住右鼻孔，通过左鼻孔吸气，然后按住左鼻孔，通过右鼻孔呼气。继续按住左鼻孔，用右鼻孔吸气，接着按住右鼻孔，通过左鼻孔呼气。具体程序为：左吸→右呼→右吸→左呼。两个鼻孔交替呼吸，组成一个回合。第二回合再次从左鼻孔吸气开始，然后通过右鼻孔呼气，循环下去，每次做25个回合。

要点和提示：与第一阶段的要求一致，应该将第二阶段和第一阶段的练习一起做10天。

第三阶段(纳地净化功的高级阶段)：内悬息。在这一阶段中增加了悬息的内容，只有当练习者能轻松地做到吸气和呼气时长一致时(练习者可以在吸气和呼气时心里默默计数，比如从1数到5)，才可以开始这一阶段的练习。与前两个阶段不同的是，每次吸气之后都要悬息，具体程序为：左吸→悬息→右呼→右吸→悬息→左呼。这是一个回合，共做25个回合。做时要因人而异，不要过于勉强。

要点和提示：在这个阶段，要学会掌握吸气、悬息和呼气的时间，这三者应该是相等的。练习者可以在这个过程中默念数字(例如从1数到8)，以掌握准确的时长。如果感到上述功法有难度，则可以稍加变化，改为每吸气两次悬息一次。

当练习者能够轻松自如地做完25个回合之后，继续练习两个星期，然后进入内外悬息相结合的阶段。

第四阶段(纳地净化功的高级阶段)：内悬息、外悬息相结合。在这个阶段，吸气或呼气之后都需要悬息。具体程序为：左吸→悬息→右呼→悬息→右吸→悬息→左呼→悬息。这是一个回合，循序渐进地做25个回合。

要点和提示：在这个阶段，吸气、悬息和呼气的时间应该是相等的，具体办法见第三阶段的"要点和提示"。

功效：纳地净化功是瑜伽练习中极其重要的呼吸术。这一功法能清除血液系统的毒素，供应给身体更多的氧气，排出二氧化碳和肺部的废气。人体会因此感到安宁、平静、精力充沛。此外，纳地净化功能帮助清理人体经络系统，扫除生命之气在经络中通行的阻碍。此外，它能帮助人控制感官，使心灵变得清澈，为冥想练习做好准备。

9. 心灵呼吸功

这种练习人人都可以做，它对人体全身的影响是非常微妙的。

姿势：任选一种自己感觉舒适的姿势，坐着、站着、躺着都可以。

步骤：舌头后卷，舌腹抵住上颚，采用简式舌锁契合法，同时收缩喉头的声门。用鼻孔深沉而柔和地呼吸，每次吸气，似乎从喉头传来一个"萨"的声音，而呼气时则是"哈"的声音，像轻微的打鼾声或者婴儿睡眠时的声音。练习者会感觉气息似乎不是由鼻孔出入，而是从喉咙出入的。

功效：心灵呼吸功可安定神经系统，使心灵变得平和。疲劳者以及失眠者可以采取仰卧放松功的姿势练习(舌头不后卷),对改善症状大有裨益,还能放慢心率,因此有利于高血压的康复。此外,它也是冥想练习前有效的准备功法之一。

10. 昏眩调息法

以舒适的姿势打坐,双眼闭合约百分九十,缓慢而深长地吸气;悬息时由1数到3,采用收颔收束法,凝视第三眼;缓慢而彻底地呼气,抬起头,吸气。重复练习此法2~3次。

第3章
瑜伽体位法

3.1 预备级

3.1.1 山式站姿

方法：

(1) 站立在垫子的一端，大脚趾并拢，脚外延相互平行。提起十个脚趾，让内侧、外侧足弓同时上提，向内收紧大腿肌肉。

(2) 卷臀向下，耻骨上提，小腹收紧向上，胸腔向前，肩膀、锁骨向两侧延展，同时保证肋骨向下向中间收，颈部均匀向上提拉，头顶百会穴朝向天空。

(3) 大臂外旋，小臂内旋。注意呼吸，每一次吸气时，由掌心带起能量向上，到骨盆，再到头顶。每一次呼气，重心回到脚底，感受脚不断向下扎根。

山式站姿如图3.1.1所示。

功效：通过正确的山式站立，会使臀部收紧、腹部收紧、胸部挺起。练习者会感觉身体轻盈，精神敏捷活跃。

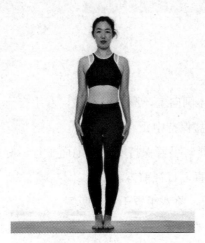

图3.1.1 山式站姿

3.1.2 礼敬式

准备姿势：山式站姿

方法：

(1) 吸气，双臂外旋经体侧向上，高举过头顶，双手合十。

(2) 呼气，双臂慢慢向下至胸前，双臂与地面平行，骨盆保持中正。呼气时，双手还原，置于身体两侧。

礼敬式如图3.1.2所示。

功效：收紧臀部，收紧腹部，挺直胸部，保持专注，放松心情。

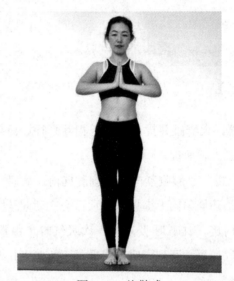

图3.1.2　礼敬式

3.1.3 致敬式

准备姿势：山式站姿

方法：

(1) 吸气，双臂外旋经体侧向上，高举过头顶，双手合十。呼气，双臂慢慢向下置于胸前，双臂与地面平行，骨盆保持中正。

(2) 吸气，脊柱向上延展，手臂保持不动与地面平行。呼气，以髋为折点，髋屈曲，身体前屈45°，背部保持平直，目视前方。

(3) 吸气，身体慢慢还原，将双手置于身体两侧。

致敬式如图3.1.3所示。

功效：延展脊柱，保持宁静、恭敬的神态。

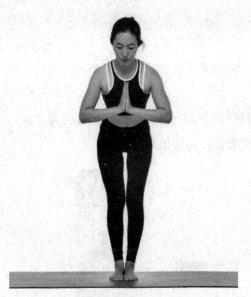

图3.1.3　致敬式

3.1.4　山式坐姿

方法：

(1) 长坐，将臀大肌向后向两边拨动，双腿并拢，像山式站立一样，双脚内侧向前推动。

(2) 双手自然放在身体两侧，感受尾骨推地，将脊柱向上延展，双肩下沉，头部立直，带动颈部向上延展。

山式坐姿如图3.1.4所示。

功效：拉伸腿部肌肉，增强双腿和躯干的力量。

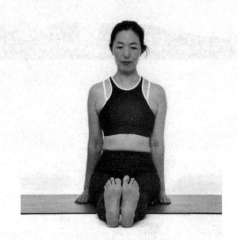

图3.1.4　山式坐姿

3.1.5　金刚坐

方法：跪坐，双脚大脚趾重叠或并拢，足跟分开，使臀部坐在两足跟之间，腰背向上保持挺直，如图3.1.5所示。

功效：改善下肢，特别是骨盆区域血液循环；加强骨盆肌，增强下肢关节灵活性；缓解月经不调；有助于消化食物；稳定情绪。

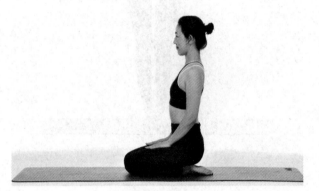

图3.1.5　金刚坐

3.1.6　仰卧式

准备姿势：仰卧

方法：手臂向两侧打开，吸气，双脚分开，脚尖向外，掌心向上。呼气，微闭双眼，全身放松。

仰卧式如图3.1.6所示。

功效：放松身心，培养自我觉知能力。

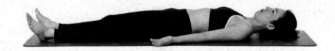

图3.1.6　仰卧式

3.1.7　婴儿式

准备姿势：金刚坐

方法：

(1) 腰背立直，吸气，脊柱向上延伸，头顶百会穴向上。呼气，髋屈曲同时腹部贴于大腿前侧，背部展平，额头触地，或将头转向另一侧并贴地，双手放于双脚两侧，掌心向上，微闭双眼。

(2) 吸气，头回正，张开双眼，背部保持平直，带动身体回正。

婴儿式如图3.1.7所示。

功效：放松身心，舒缓腰背。

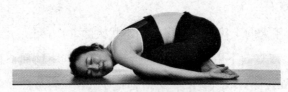

图3.1.7　婴儿式

3.2　必修一级

3.2.1　简易坐

准备动作：长坐

方法：

(1) 屈右膝，右脚脚跟抵住会阴处；屈左膝，放在右脚前侧。

(2) 双手将臀大肌向后向两边拨动，双手结智慧手印。

(3) 用坐骨向下推地的力量把脊柱向上带起，小腹微收向上，双肩自然向两侧展开。

简易坐如图3.2.1所示。

功效：增强髋关节、双腿以及脚踝的柔韧性，同时这个体式是放松调息常用的坐姿。

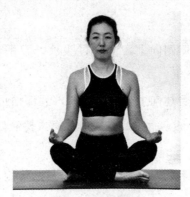

图3.2.1　简易坐

3.2.2　直角式

准备姿势：山式站姿

方法：

(1) 打开双脚约两肩宽，伴随吸气，双臂打开，经体侧向上高举过头顶，十指交扣将大拇指向上伸出。

(2) 双臂带着身体用力向上拔伸，收尾骨向下找大腿。

(3) 呼气的时候，双脚向下用力，以髋为折点，身体向下前屈，直至与地面水平，双臂拉着身体再次向远处拉伸。吸气，上半身抬起。呼气，双臂自然回落。

直角式如图3.2.2所示。

功效：可增强髋、肩的灵活性，拉伸腰背，强化核心力量。

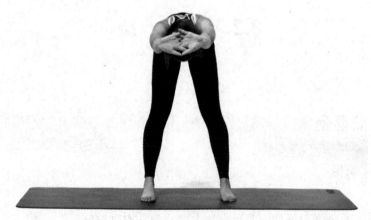

图3.2.2　直角式

3.2.3　展臂式

准备姿势：山式站姿

方法：

(1) 吸气，双臂外旋经体侧向上，高举过头顶，双手合十，呼气时肩下沉，腹部放松。

(2) 再次吸气，用手带动身体向上拉伸。呼气，髋部摆正，以胸腔为折点向后弯。大腿收紧向下垂直地面，收着小腹向上提。胸腔好像有人拎着你一样向上展开，颈部均匀往上拔伸，双臂夹紧双耳。

(3) 再次吸气，手臂带动身体回正。呼气，双臂放回体侧，抖动双腿放松。

展臂式如图3.2.3所示。

功效：柔韧背部，强化脊柱，伸展身体前侧肌群。

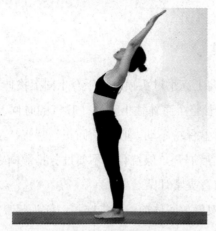

图3.2.3　展臂式

3.2.4　单臂风吹树式

准备姿势：山式站姿

方法：

(1) 吸气，左臂经体侧向上伸展，掌心向内，目视前方。呼气，身体向右侧弯同时转头，目视斜上方45°，骨盆保持中正，左手贴于大腿外侧。

(2) 吸气，手臂带动身体回正。呼气，左手经体侧还原。

单臂风吹树式如图3.2.4所示。

功效：增强脊柱灵活性，消除侧腰多余脂肪。

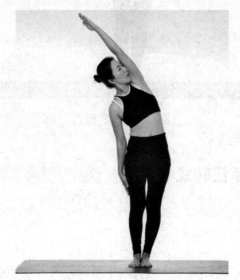

图3.2.4　单臂风吹树式

3.2.5　风吹树式

准备姿势：山式站姿

方法：

(1) 吸气，手臂经体侧向上高举过头顶，双手合十向上拔伸。呼气，双肩下沉

(2) 再次吸气，用手带着整个身体往上延伸。呼气的时候，以胸椎为折点向右侧弯，让左脚用力向地面延展，骨盆保持不动。吸气，回正。呼气，反方向侧弯，转头时眼睛从大臂内侧看向天空，手臂向后展开，保持骨盆不要过分推髋向右侧，收回来在中间位置，身体保持在一个平面上，双臂夹紧耳朵。

(3) 吸气还原。呼气，双臂放回体前，十指交扣，低头闭眼放松。

风吹树式如图3.2.5所示。

功效：促进腰部的伸展，缓解背部以及肩膀的僵硬，有助于增强身体灵活度，去除侧腰脂肪，平衡左经和右经的气息。

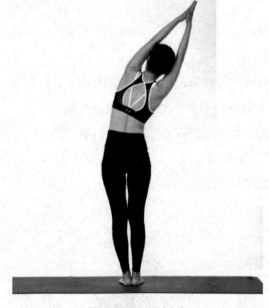

图3.2.5　风吹树式

3.2.6　站立腰躯扭转式

准备姿势：山式站姿

方法：

(1) 吸气，两腿分开，略比肩宽，两臂侧平举。呼气，左手置于右肩上方，右手背于

腰后，目视前方。

(2) 吸气，向上延展脊柱。呼气，骨盆保持中正，脊柱逐节向后扭转，左手可稍推右肩带动向后，使下颌与双肩保持在同一水平面上，眼睛目视正后方。

(3) 吸气，脊柱再次逐节转回来，身体面向前方。呼气，双臂还原至身体两侧。

站立腰躯扭转式如图3.2.6所示。

功效：加强肩、腰、背部肌肉的灵活性，刺激脊柱神经，缓解腰背疼痛。

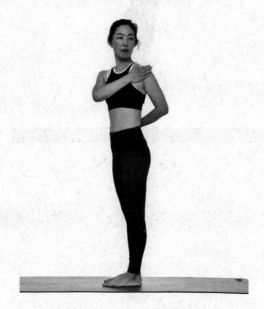

图3.2.6　站立腰躯扭转式

3.2.7　摩天式

准备姿势：山式站姿

方法：

(1) 吸气，双臂经体侧高举过头顶，十指交扣，翻转掌心向上，掌根有力地向上推送，大拇指贴合，手指放松。大臂向中间夹住双耳，双肩下沉。

(2) 再次吸气，脚跟向上抬起来，双手推着向上延展，大腿向内收紧，保持稳定，大脚趾球的位置要用力向下踩住地面。呼气，脚跟向下落，打开双手回落到体前，抖动双腿放松。

摩天式如图3.2.7所示。

功效：伸展脊柱，促进背部、侧腰以及肩膀的血液循环，有助于缓解疲劳，同时伸展腹直肌与大小肠，长期练习还会有丰胸的功效。

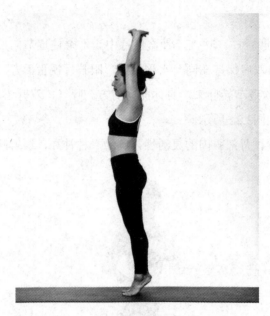

图3.2.7　摩天式

3.2.8　鳄鱼式

准备姿势：俯卧

方法：

(1) 吸气，双臂经体侧向上延伸至头顶，与肩同宽。呼气，头部抬起，屈手肘，手臂收回至脸颊处，肘关节支撑地面，目视前方。

(2) 吸气，背部延展，双肩放松。呼气，双臂向前伸直，头部还原，双臂经体侧还原至身体两侧。

鳄鱼式如图3.2.8所示。

功效：放松颈部后方，保持心态平和。

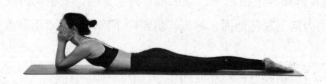

图3.2.8　鳄鱼式

3.2.9　大拜式

准备动作：金刚坐，腰背立直

方法：

(1) 吸气，双臂经体侧向上高举过头顶。呼气，以髋为折点向下前屈，双手沿着地面向前伸展，背部展开，额头触地，臀部尽量坐向脚跟。

(2) 随下一次吸气圆背弓起上半身，双手带起腰背向上直立。呼气，将双手下落在体侧，肩膀放松，闭上眼睛休息片刻。

大拜式如图3.2.9所示。

功效：放松体式，在做一些比较累的体式后可放松身体。配合一些感官提示，如"请在心里臣服大地""关注自己的呼吸""聆听呼吸的节奏"。对生殖轮、脐轮、胸轮、喉轮附近的腺体有显著的强化作用。加强背部伸展，减少腹部脂肪堆积。强化性腺功能，减轻女性经期不适。活络肩胛骨附近的筋骨、神经，有助于治疗偏头痛。

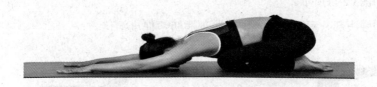

图3.2.9　大拜式

3.2.10　摇摆式

准备姿势：仰卧

方法：

(1) 自然平稳地呼吸，弯曲双膝，双手环抱双侧小腿上方。

(2) 吸气，呼尽气，屏气时让鼻尖轻触双膝。再吸气准备，呼气时倒向左侧。

摇摆式如图3.2.10所示。

功效：放松和按摩背部，可缓解肩背疲劳，促进背部血液循环，增强脊柱灵活性和柔韧性。

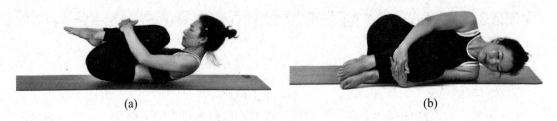

(a)   (b)

图3.2.10　摇摆式

3.2.11　蹬车式

准备动作：仰卧

方法：

(1) 双腿上抬垂直于地面，勾脚踝，依次交替屈膝、伸直、向前、向后做动态蹬车运动。

(2) 做几组之后，让双腿并拢，同步屈膝、伸直，向前、向后做动态蹬车运动。练习过程中保持自然呼吸，注意腰、背、臀部、双臂、双手与头部贴紧地面。

蹬车式如图3.2.11所示。

功效：增强腹部、双腿力量，消除腹部脂肪，促进消化。

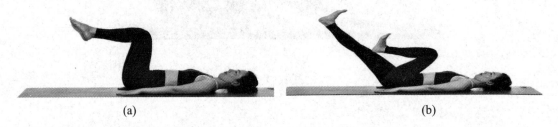

(a)   (b)

图3.2.11　蹬车式

3.2.12　骑马式

准备姿势：山式站立

方法：

(1) 站在垫子前端吸气，双臂展开向上。呼气，以髋为折点前屈向下，双手放在脚的两侧。

(2) 吸气，抬头展胸腔。呼气，撤右脚向后迈一大步，屈左膝向前，膝盖在脚腕的正上方，右膝盖落地。吸气，胸腔向前延展，小腹微收，指尖轻触地面，让脊柱顺着骨盆的方向延伸，双肩向后收回到背部。

(3) 吸气，蹬起右脚向上，重心转移到左脚之上，收回右脚向前并拢，还原，然后进行反方向练习。

骑马式如图3.2.12所示。

功效：伸展大腿前后侧以及腹股沟肌肉及韧带，促进骨盆血液循环，促进腰部放松。

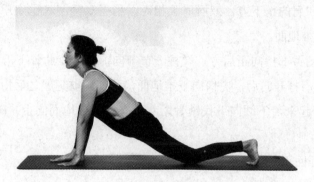

图3.2.12　骑马式

3.2.13　斜板式

准备姿势：四角跪姿

方法：

(1) 双手在肩的正下方，十根手指大大张开，虎口向下推住地面，转动手肘向内，肘眼相对。稍屈手臂，不要超伸，双手有力向下去推地面，把肩胛中间位置撑起来。

(2) 吸气准备，呼气，收紧核心撤右脚向后点地，脚跟向后蹬，保持右髋不要掉下去。再次吸气，不动，呼气，撤左脚向后，双腿向内收紧，臀部向下卷，耻骨向上提，胸腔往上延展，颈部均匀向上拔伸，不要折压后颈，脚跟往后蹬。保持3个呼吸。

(3) 呼气，屈膝落地，臀部向后坐，大拜式放松。

斜板式如图3.2.13所示。

功效：强化躯干、手臂、腿部、臀部与背部肌肉力量，有助于神经系统平衡。

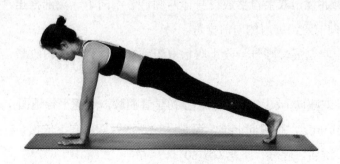

图3.2.13　斜板式

3.2.14　猫伸展式

准备姿势：四角跪姿

方法：

(1) 保持双手在肩的正下方，双肘肘眼相对，稍屈双臂，双腿分开与骨盆同宽，勾脚趾，脚掌向后有力推地面。

(2) 吸气，拉动臀部指向正后方，脊柱一节节向前拉伸，肋骨下沿回收，不要塌腰，胸腔向前延伸，双肩打开向后，虎口向下推地面，颈部向前延展之后抬头。呼气，尾骨下卷，脊背一节节带起来，下颌向下找锁骨，双手有力撑住地面向上。(可根据自己的呼吸做3～5组)

(3) 吸气，展开回正。呼气，臀部向后坐，大拜式放松。

猫伸展式如图3.2.14所示。

功效：使脊柱更加富有弹性，放松肩膀和颈部；刺激背部肌肉，促进其放松；消除腹部和腰部脂肪；活动整个脊柱，放松肩部和颈部；缓解痛经，改善月经不调和子宫下垂。

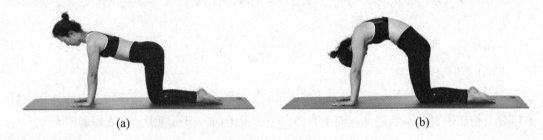

(a)　　　　　　　　　　　　　　　　　　(b)

图3.2.14　猫伸展式

3.2.15　上伸腿式

准备姿势：仰卧

方法：

(1) 双腿双脚并拢，双手自然放在身体两侧，掌心向下。头部摆正，大腿向内收紧，勾起脚尖，脚跟向前蹬，脚内侧向前推送。

(2) 吸气，上身延展。呼气，收小腹抬双腿到30°，大腿向内收紧，保持呼吸，腹部内收。

(3) 再吸气，双腿向上60°，双腿伸直(初学者屈膝，小腿平行地面)，手放松，颈部放松。再呼气，向上90°，脚跟向上推，骶骨贴地，双臂双肩向下放松。

(4) 再吸气，准备。呼气，下落双腿60°。

(5) 再吸气，准备。呼气，向下30°，保持顺畅呼吸，小腹内收。

(6) 最后伴随呼气，双腿有控制地落回到地面，双手轻拍腹部放松。

上伸腿式如图3.2.15所示。

功效：增强腹部、双腿力量，有助于消除腹部脂肪，促进消化。

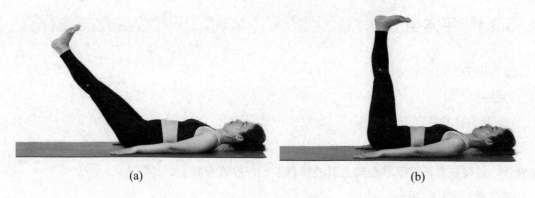

　　　　(a)　　　　　　　　　　　　　　　　　　　(b)

图3.2.15　上伸腿式

3.2.16　简易蝗虫式

准备姿势：俯卧

方法：

(1) 双手放在身体两侧，掌心向下，身体成一线，下颌触地，双腿分开与骨盆同宽，脚背用力向下推送，臀部往大腿方向卷动，把腰椎拉长。如果找不到感觉，用耻骨向下推地。

(2) 吸气，缓慢提起右脚向上伸，保持右髋向下推向地面。呼气，下落右腿来做反方向动作。

(3) 再吸气，抬起左腿向上，用后侧肌肉的力量带起腿向上，大腿内旋，左髋向下压，腿向上提，臀部往大腿方向卷动。伴随呼气，落下左腿。重复3次。

简易蝗虫式如图3.2.16所示。

功效：增强背部力量，按摩盆腔器官，释放骨盆区域压力。

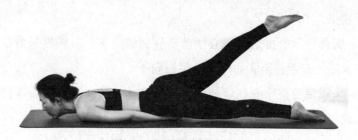

图3.2.16　简易蝗虫式

3.3 必修二级

3.3.1 平常坐

准备姿势：山式坐姿

方法：

(1) 吸气，脊柱向上延伸。

(2) 呼气，屈左膝，将左脚抵于会阴处；屈右膝，将右脚放在左脚前方，右脚跟贴近左脚背，目视前方，双手掌心向上形成智慧手印，放置双膝上。

平常坐如图3.3.1所示。

功效：加强髋、膝、踝关节的灵活性。

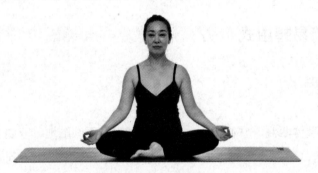

图3.3.1　平常坐

3.3.2 增延脊柱伸展式

准备姿势：山式站姿

方法：

(1) 吸气，双臂经体侧向上高举过头顶。呼气，以髋为折点向下前屈，背部展平，双肩收回，不要紧张。

(2) 吸气，胸骨柄向前推送，重心往前转移到前脚掌，双腿提起力量。呼气的时候，身体继续向下前屈，双手移至脚的两侧，掌心向下。

(3) 吸气，头顶带着整个脊柱延伸。呼气，身体继续向下，用胸腔找寻膝盖，用头找寻小腿，身体放松，保持脊背往前延展，肩膀向上提，让背部像倒挂一样垂在那里。

(4) 伴随吸气，稍屈膝，力量由脚跟向上蹬起，身体还原。呼气，下落双臂至体侧，低头闭眼放松。

　　增延脊柱伸展式如图3.3.2所示。

　　功效：增强脊柱与全身的弹性，强壮肾脏、肝脏和脾脏，缓解痛经，补充新鲜血液，对大脑、面部皮肤有益，降低心率，平和心情。

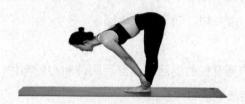

图3.3.2　增延脊柱伸展式

3.3.3　人面狮身式

准备动作：俯卧

方法：

　　(1) 额头触地，双手放在头的两侧，手肘贴地并内收压实地面，指尖与头顶一线，呼尽所有气。

　　(2) 吸气，推垫子将上半身抬起，充分扩展胸腔，脊柱背部向上，抬头，眼睛看向眉心，脚背向下用力支撑。呼气，脊柱缓慢回落，头向一侧倒，手臂放在身体的两侧。

　　人面狮身式如图3.3.3所示。

　　功效：恢复脊柱活力，缓解背部僵硬，增强脊柱，缓解背部疼痛，加强骨盆区域血液循环。

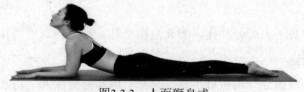

图3.3.3　人面狮身式

3.3.4　新月式

准备姿势：骑马式

方法：

　　(1) 吸气，左脚向下推住地，双手带起身体向上，手掌合十置于头顶。呼气，以胸腔为折点向后弯，小腹向上提，大臂夹向双耳，抬起头但不要过分后仰，保持顺畅呼吸，小腿垂直地面，后腿同侧髋下沉。

(2) 吸气，带回身体。呼气，双手落回到脚两侧。再吸气，回勾脚踝，脚趾点地，抬膝盖，重心转移到左脚，收右脚向前与左脚并拢。

(3) 跟随上述练习方式，反方向动作，并随下一次吸气，稍屈膝，腿蹬地，带起身体回正，下落双臂于体前十指交扣，低头闭眼放松。

新月式如图3.3.4所示。

功效：舒展臀部，增强脊柱的灵活性，舒展胸部和心脏部位，刺激肾脏和肾上腺，有效锻炼大腿力量，减少腹部赘肉。

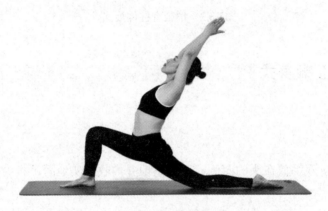

图3.3.4　新月式

3.3.5　三角伸展式

准备姿势：山式站姿

方法：

(1) 站在垫子中央，大脚趾并拢，脚外沿相平行。吸气，双臂经体侧向上。呼气，下蹲，双臂在体前端平。

(2) 再次吸气，双腿分开约两肩半宽。打开右侧脚向外侧90°，左脚略内扣，髋转向正前方(如果感觉一髋前一髋后，那就调整右侧脚向前走一点儿，再把髋朝前摆正)。左脚外侧贴地，平摊身体重力。呼气，向右侧弯，右侧腰伸展，落手到脚踝，尾骨下卷。眼睛向上看，充分呼吸，两侧腰均等地向两侧延展。手指尖向上，臀部再卷一点儿，随吸气稍屈膝、腿蹬地，把身体送回来。

(3) 调整双脚脚尖至反方向，根据上述方法做另一侧练习。

三角伸展式如图3.3.5所示。

功效：增强踝关节力量，伸展腿部内侧、后侧、侧腰部及手臂肌群，减少腰部、手臂脂肪，塑造腿部线条，促进消化。

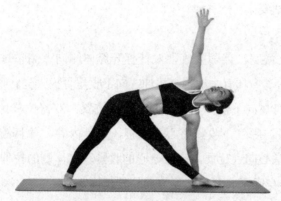

图3.3.5　三角伸展式

3.3.6　侧角伸展式

准备姿势：战士二式

方法：

(1) 吸气，延伸。呼气，让身体以髋为折点向右侧弯，腰部向远处拉长。落手至脚的外侧，屈膝，膝盖在脚腕的正上方。后脚外侧向后推地，左大臂朝向头顶内旋。

(2) 手指力量往上提，髋再下沉，膝盖往前屈，随吸气右脚推地，将身体向上带回来。呼气，转回脚尖，打开左脚反方向。

(3) 吸气，左脚蹬地把身体带回来。呼气，下落双臂，转回左脚，低头闭眼放松。

侧角伸展式如图3.3.6所示。

功效：加强脚踝、膝盖及大腿力量，强健胸部，减少腰、臀部脂肪堆积，缓解坐骨神经痛以及关节痛，加强肠胃蠕动，促进排泄。

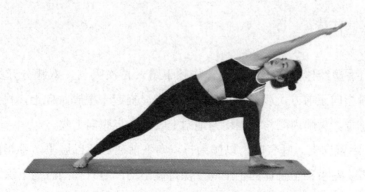

图3.3.6　侧角伸展式

3.3.7　直角扭动式

准备姿势：山式站姿

方法：

(1) 双脚打开略比髋宽，伴随吸气，双臂打开经体侧向上高举过头顶，十指交扣，大拇指向上伸出。双臂带着身体有力地向上拔伸，向下收尾骨找大腿。呼气的时候，双脚向下用力，以髋为折点，身体向下前屈至与地面水平的位置，双臂拉着身体再次向远处拉伸。

(2) 再吸气，准备。呼气，收紧核心及侧腰，尾骨内卷，并且髋部保持不动，上半身向右侧扭转并延展。掌心向远延展，感受核心的收紧及左体侧的拉伸感。

(3) 随吸气，上半身回正。呼气，反方向扭转延展。

(4) 重复几次之后，上半身回正，吸气时抬起。呼气，双手自然回落。

直角扭动式如图3.3.7所示。

功效：减少背部脂肪，美化背部曲线，紧致小腹及侧面肌肉线条，增强脊柱灵活性，锻炼肩部肌肉力量，促进消化。

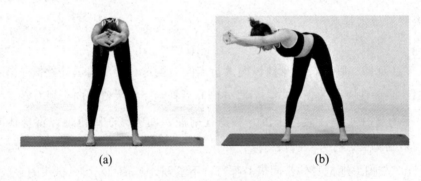

(a)　　　　　　　　　　　　　(b)

图3.3.7　直角扭动式

3.3.8　半三角扭转式

准备姿势：山式站姿

方法：

(1) 吸气，手臂经体侧向上。呼气，屈膝下蹲。再次吸气，双腿分开约两肩宽，转正，第二根脚趾指向正前方，髋部摆正，臀部下卷。提起十根脚趾向上，找到足弓内侧与外侧向上提的感觉。大腿内侧与外侧均匀地向上收紧，小腹向上收。

(2) 吸气，手臂向上。呼气时，以髋为折点向下前屈。背部展平，手指轻触地面，放在肩膀的正下方。左手移至身体的正中间，保持髋不动，两只脚同时向下踩地。

(3) 吸气，展开右侧手臂向天空方向延伸，转头，眼睛看向手指间。呼气，向下落右侧手臂，交换双手位置。吸气，双手拉着向头顶延展，带起上身。呼气，落手臂至身体两侧，十指交扣，收回双脚，低头闭眼放松。

半三角扭转式如图3.3.8所示。

功效：有助于加强腹部、腿部肌肉力量，增强脊柱下部血液循环，使胸部得到完美伸展，同时可消除背部疼痛，增强腹部器官功能。

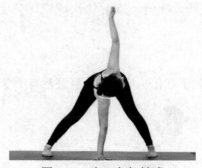

图3.3.8　半三角扭转式

3.3.9　下犬式

准备姿势：大拜式

方法：

(1) 双手放到垫子的边缘，十根手指大大张开，虎口压地。勾脚趾，臀部向后坐，双手手掌有力向前推地，收核心，双脚脚跟向下踩，拉起膝盖向上延伸。脚跟踩地，分开双腿与骨盆同宽，第二根脚趾转向正前方。

(2) 大臂向外旋，双肩向上提，胸腔不要特意向下推，借助双臂向下推地的力量，将肩胛往上收。收小腹，肋骨下沿回收，再把这种力量向上传递到骨盆，让其向上找天空。脚跟有力向下踩，保持顺畅呼吸，在下一次呼气的时候双膝着地，臀部向下坐，大拜式放松。

下犬式如图3.3.9所示。

功效：消除疲劳，帮助恢复精力，使心率减慢，伸展并加强腘旁腱、小腿肌肉、双踝、跟腱，有助于消除脚跟疼痛和僵硬感，强壮坐骨神经。

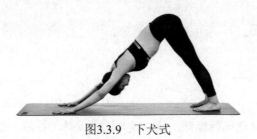

图3.3.9　下犬式

3.3.10　半舰式

准备姿势：山式坐姿

方法：

(1) 重心向后移至坐骨，屈双膝，启动核心慢慢将双腿抬起，小腿平行于地面。

(2) 吸气，保持背部平展。呼气，双臂依次或同时向上抬起，平行于地面，掌心相对。

半舰式如图3.3.10所示。

功效：整个腹部肌群得到了强化，从肠脏到肝脏都有所受益，强健背肌。

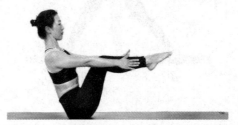

图3.3.10　半舰式

3.3.11　鱼戏式

准备动作：俯卧

方法：

(1) 十指交叉，掌心向下置于头下，头侧转。

(2) 同侧腿屈膝，让躯干侧弯，同侧肘膝相触，眼睛微闭。

鱼戏式如图3.3.11所示。

功效：有助于全身放松。

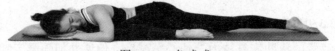

图3.3.11　鱼戏式

3.3.12　推磨式

准备姿势：山式坐姿

方法：

(1) 吸气，双臂经体侧向前延伸，使双臂与地面保持平行后十指交握，脊柱向上延伸。

(2) 呼气，以腰骶区为原点，手臂带动身体向前伸展后，按顺时针或者逆时针画圈，目视前方，手臂始终与地面保持平行。

推磨式如图3.3.12所示。

功效：伸展放松肩部、腹部肌肉，按摩腹部，促进消化。

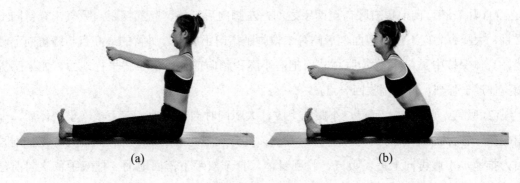

(a)　　　　　　　　　　　　　　　　(b)

图3.3.12　推磨式

3.3.13　幻椅式

准备姿势：山式站姿

方法：

(1) 吸气，双臂经体侧向上高举过头顶。呼气屈膝下蹲，膝盖向后，双脚内侧用力向下推地，大腿向内收紧，小腹上提，尾骨下卷，腰背向上立直，双臂夹住双耳，双肩下沉，背部展平。

(2) 吸气，手臂带起身体还原。呼气，下落双臂至体前，十指交扣放松。

幻椅式如图3.3.13所示。

功效：使两脚更强健，增进体态平衡、稳定，矫正不良姿势，缓解肩部紧绷感，扩展胸部，强壮腹部器官，并按摩心脏。

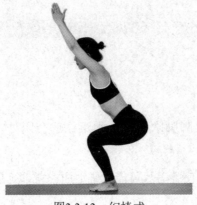

图3.3.13　幻椅式

3.3.14　简易鸽式

准备姿势：四角式跪姿

方法：

(1) 屈右膝，向前提右膝盖至两手之间，左脚向后延伸，髋部摆正。吸气，脊背向上立直，大腿有力向下推实地面，后侧第二根脚趾指向正后方。脚背的最高点与膝盖向下触地，身体保持中正。(可做加强体式，把右小腿稍稍向前移，使小腿平行地面，如果感觉髋拉伸过于强烈，可稍稍收回一点)

(2) 吸气，胸腔向上延展，小腹向上收，大腿同时向下推地。双手依次来到体后，十指交扣。肩膀向上向后绕，双肩打开。呼气，打开胸腔向前延伸，身体向后弯。大腿同时用力推地，小腹再向上提，吸气，收回身体。打开双手下落回地面，把双手依次向前延伸，身体向下舒展放松，额头触向地面。保持5组呼吸。

(3) 随吸气抬头，双手依次撑住地面，抬起上身。勾起后侧脚趾，屈膝，收回右腿向后。做反方向动作。

(4) 还原后，臀部向后坐，大拜式放松。放松过后圆背弓起身体，收回双肩。

简易鸽式如图3.3.14所示。

功效：伸展臀部、大腿前侧肌肉，灵活脚踝、膝关节、髋关节，打开胸腔，有助于背部充分伸展。

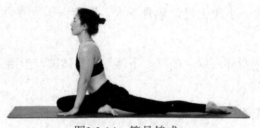

图3.3.14　简易鸽式

3.3.15　蝴蝶式

准备姿势：山式坐姿

方法：

(1) 吸气，屈双膝，双脚脚掌相对，脚跟靠近会阴处，十指交叉抓握脚背，双膝上提。

(2) 呼气，双膝向下沉，使膝盖尽可能触碰地面，背部延展向上。

蝴蝶式如图3.3.15所示。

功效：促进骨盆和腹部的血液循环，灵活髋关节，缓解坐骨神经痛。

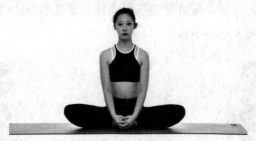

图3.3.15 蝴蝶式

3.3.16 八体投地式

准备姿势：大拜式

方法：

(1) 双手分开放在垫子边缘小臂落于地面，双手与小臂在一条直线上。

(2) 吸气，胸腔向前划动至双手正上方，双臂向内收紧。收紧核心，落胸腔至双手之间。臀部向下卷，把腰拉长，向上收小腹，下颌触地。呼气，双手推地，收紧核心，将头收回到大拜式，下额触地放松。(八体：双手、下颌、腹部、双膝、双脚)

八体投地式如图3.3.16所示。

功效：内脏倒置，促进内脏按摩和自愈，加强肠道蠕动。强化身体协调能力。加速血液流向双肩胛骨区域和胸部，对于喉轮和胸轮有刺激作用，同时加强双臂、双腿力量。

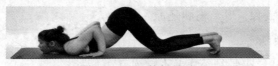

图3.3.16 八体投地式

3.4 必修三级

3.4.1 至善坐

方法：

右脚放于左小腿内侧上方，两脚踝上下重叠，双膝触地，脊柱向上延伸至头顶，放松肩膀和手臂，双手结成智慧手印，双眼微闭，均匀呼吸，如图3.4.1所示。

功效：促进下肢血液循环，缓解腿部肌肉僵硬、紧张和静脉曲张，配合深长的呼吸更能稳定情绪，获得大脑和内心的平静。

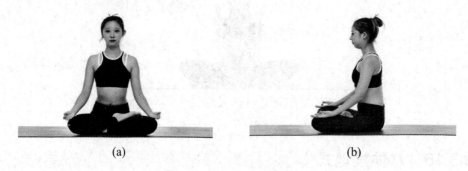

(a)　　　　　　　　　　　　　　　(b)

图3.4.1　至善坐

3.4.2　锁腿式

准备姿势：仰卧

方法：

(1) 仰卧在垫子上，脊柱在一条直线上，下颌内收。

(2) 吸气，屈右膝，俩手交握抱住小腿胫骨。呼气，挤压腹部，借助挤压的力量呼尽所有浊气，屏气，抬起上半身，下颌去找膝关节。在自己舒服的极限内保持动作，停留3～5个呼吸。

(3) 吸气，上半身还原，呼气右腿还原。

锁腿式如图3.4.2所示。

注意：椎间盘突出、坐骨神经痛者不宜练习。

功效：增强内脏器官，帮助消化，减少腹部多余脂肪，缓解便秘，使内脏充满活力。

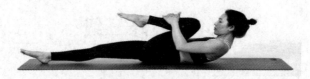

图3.4.2　锁腿式

3.4.3　单腿背部伸展式

准备动作：山式坐姿

方法：

(1) 将臀大肌向两边拔出，双腿并拢，脚跟向上立起来，脚内侧往前推，找到腿内侧被延伸的感觉，腰背立直，小腹上提。屈右膝，将右脚掌踩在左大腿内侧。左臀向后延伸，髋摆正，勾起左脚趾。

(2) 吸气，双臂经体侧向上伸展。呼气，以髋为折点向下前屈至自己舒适的位置，双手落在腿的两侧，或者抱住脚掌，保持背部展开，让胸腔不要低于自己的腹部，保持。吸气，以髋部为折点加强向下屈，保持背部向前延展。

(3) 随着每一次吸气，把脊柱向前延伸。呼气，拉动身体贴近左腿，颈部、肩膀放松，感觉身体从腰部向前向下伸展，腹部被柔和地按摩和挤压，保持3～5组呼吸。

(4) 随着吸气，手臂带动身体还原。呼气，落下双手至身体两侧，抖动双腿放松，换另一边练习。

单腿背部伸展式如图3.4.3所示。

功效：伸展背部，滋养背部脊椎神经。拉伸髋部和腿后肌腱，促进骨盆区域血液循环。保养腹部脏器，调理肝脾肾，滋养生殖器官，改善消化系统。缓解压力、头疼和焦虑。

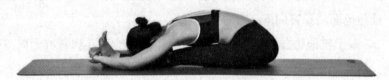

图3.4.3　单腿背部伸展式

3.4.4　眼镜蛇式

准备姿势：仰卧

方法：

(1) 双腿分开与骨盆同宽，第二根脚趾指向正后方，脚踝推地，臀部下卷。

(2) 双手移至胸腔两侧，肘尖向中后方拉动，肩膀向上提起来。

(3) 吸气，肩膀绕动向后，双手向下推地，缓慢带起身体，大臂向内收。胸腔向前向上绕动，耻骨向下推地，不要离地，脚背充分向下推实。大腿内旋(给骨盆留一点空间)，再次卷臀向下，腰部伸展。大臂外旋，肩膀向下沉，屈手肘不要超伸，胸腔往前送，颈部均匀往上拉伸，眼睛看向眉心。后侧颈椎提起来往上拔，收点下颌。肩胛骨下沉，小腹上提。

(4) 呼气，屈手肘，下落身体，松开双手，右脸贴地放松。

眼镜蛇式如图3.4.4所示。

功效：改善呼吸系统，刺激消化系统，有助于缓解便秘、消除背部疼痛、保养卵巢，对妇科疾病如经期紊乱等恢复有利，并能柔软脊柱，缓解腰肌劳损。

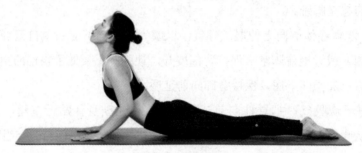

图3.4.4　眼镜蛇式

3.4.5　上犬式

准备姿势：俯卧

方法：

(1) 屈手肘，双手放在肋骨两侧，大臂收紧，肘尖指向正后方。脚背分开与骨盆同宽，有力向下推住地面，卷臀向下，耻骨推地。

(2) 随吸气，双手推地带起身体向上，直到大腿离开地面，脚背有力向下推动地面。双肩向后绕动，胸腔向上延展，颈部上提，眼睛看眉心。十根手指大大张开，有力向下压住地面，大臂外旋，肘眼指向正前方。胸腔有力向上伸展，后侧肩胛收紧背部，斜方肌用力拽着身体肩膀向下延伸。臀部往下卷动，小腹微收上提。

(3) 呼气时，缓慢下落大腿，屈手肘，落下上身回到地面上。双手放在身体两侧，右脸贴地放松。

上犬式如图3.4.5所示。

功效：加强腿部、躯干、肩部、手臂力量，扩张胸部，舒展肩背，拉伸腹部和脊柱，缓解压力和抑郁，提神。

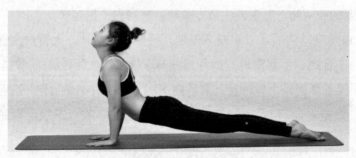

图3.4.5　上犬式

3.4.6　桥式

准备姿势：仰卧

方法：

(1) 双手放在身体两侧，双腿伸直。弯曲双膝，脚掌踩地，双脚分开与髋同宽，脚内侧向下延展，腿向中间收紧，但不要过于用力。膝盖在脚踝的正上方，第二根脚趾指向正前方，双肩向后收紧。

(2) 吸气，卷臀向大腿的方向，带起脊柱一节一节向上抬起，大腿向内收紧，胸腔向上提，去找自己的下巴。

(3) 呼气，打开双手，缓慢地把胸腔、腰椎、臀部一节节依次下落，双手环抱住膝盖窝处，前后滚动几次放松。

桥式如图3.4.6所示。

功效：伸展胸部、颈部和脊椎，使大脑平静，帮助缓解压力和轻微忧郁。刺激腹部器官、肺和甲状腺，恢复腿部活力，提高消化能力。帮助缓解更年期症状，缓解月经不调，减轻疲劳、背痛、头痛和失眠，对哮喘、高血压、骨质疏松症有辅助治疗作用。强壮大腿和臀肌，强健腿筋，恢复精力，灵活脊柱。

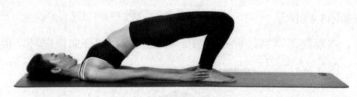

图3.4.6　桥式

3.4.7　扭脊式

准备姿势：山式坐姿

方法：

(1) 吸气，脊柱向上延伸，双膝的膝关节窝处尽可能下沉。呼气，屈左膝，将左脚置于右膝外侧，脚掌踩实地面；屈右膝，右脚置于左臀外侧。

(2) 吸气，右臂经体侧向上延伸，用手肘抵于左膝外侧后，将右手伸直抓握住左脚掌。呼气，将左手放于身体正后方。

(3) 吸气，脊柱向上延伸，从腹部开始，脊柱逐节向后扭转，使下颌与双肩置于同一水平面，目视正后方。呼气，脊柱逐节扭转回来，解开双手，双脚还原成山式坐姿。

扭脊式如图3.4.7所示。

功效：加强脊柱的伸展，提高脊柱的灵活性，促进血液循环，按摩腹部。

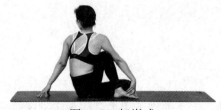

图3.4.7　扭脊式

3.4.8　仰卧扭脊式

准备姿势：仰卧

方法：

(1) 仰卧在垫子上，手臂向两侧打开。

(2) 吸气，屈左膝，将左脚抵于右膝关节的上方，右手放于左膝关节外侧。随着吐气，拉动左膝关节，尽可能拉向右侧地面，两肩胛、脊柱、背部不要离开垫子，眼睛看向左侧指尖，保持均匀缓慢的呼吸。

(3) 吸气，身体扭转回来，呼气将左腿还原。更换反方向练习动作。

仰卧扭脊式如图3.4.8所示。

功效：挤压、收缩腹部器官，促进腹部、骨盆区域和背部血液循环，促进脊柱的灵活放松及血液循环，保养脊柱。

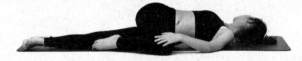

图3.4.8　仰卧扭脊式

3.4.9　仰卧扭脊二式

准备姿势：仰卧

方法：

(1) 双手十指交握，放置头后。

(2) 吸气，屈双膝，双腿并拢，将大腿贴近腹部。呼气，扭转腰部带动双腿倒向左侧，使双腿贴于地面，同时将头转向右侧。保持几组呼吸后，吸气回正，呼气时进行反方向练习。

仰卧扭脊二式如图3.4.9所示。

功效：按摩肠道，促进腹部、骨盆区域和背部血液循环，消除背部疼痛，促进腿部、背部和肩部的血液循环。

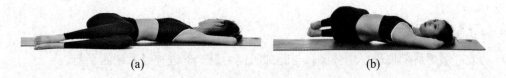

(a) (b)

图3.4.9　仰卧扭脊二式

3.4.10　顶峰式

准备姿势：四角式

方法：

(1) 脚踝回勾，脚趾点地，双脚之间拉开一个横拳的距离。

(2) 吸气，抬臀向上。呼气，尽量下落足跟向地面。大臂外旋，肋骨、尾骨内收，背部平展，感受掌心的力与脚掌的力在臀部集中。

顶峰式如图3.4.10所示。

注意：眩晕、有心脏或血液循环问题(如高血压)者慎练。

功效：伸展脊柱，强健双腿、手臂和上身，增强臂力，灵活肩膀。伸展腿后肌群、小腿肌、脚踝和跟腱。消除疲劳，恢复精力。减轻脚跟的疼痛和僵硬感。

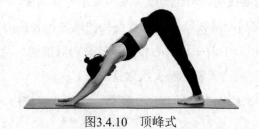

图3.4.10　顶峰式

3.4.11　树式

准备姿势：山式站姿

方法：

(1) 转移重心到右脚，提起左脚向上，用左手把住脚踝，踩在右大腿内侧。右脚内侧有力向下推地面，用左脚去推右大腿内侧，右大腿内侧推住左脚，让两种力量相互对抗，使这种能量向上传递到骨盆。保持骨盆稳定，小腹微收上提，左大腿外旋，膝盖向外展，收髋保持不动。

(2) 吸气，手臂经体侧向上于头顶合十，双臂拉住身体再次延长，肩放松向下，肋骨下沿回收，双臂尽量夹住双耳向后展。呼气，打开双手下落到体侧，踢开左腿抖动放松，做反方向练习。

树式如图3.4.11所示。

功效：缓解肩部僵硬，增强脚踝与腿部肌肉力量，促进神经系统的平衡。

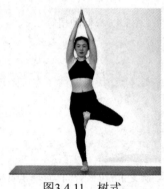

图3.4.11　树式

3.4.12　船式

准备姿势：山式坐姿

方法：

(1) 臀大肌向后向两侧拔动。勾起脚趾，双手置于身体两侧。

(2) 呼气，重心稍向后，落在骶骨与尾骨连接的地方，收核心，提起双腿向上。让视平线与脚趾相对齐，伸出双手前平举掌心相对，双肩向后推回。背部展平，收紧核心。大腿前侧肌肉向上提，双腿向内收紧，腰大肌立直向上。

(3) 随呼气，落双手双腿向下，回到坐立姿势，抖动双腿放松。

船式如图3.4.12所示。

功效：有效增强小腿、大腿、腰部及背部的力量和肌肉耐力，紧致大腿与腰部松弛的肌肉。锻炼练习者的意志力，增强循环系统的功能，增加肺活量，提高身体的平衡控制能力。

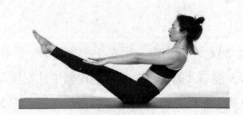

图3.4.12　船式

3.4.13　手枕式

准备动作：仰卧

方法：

(1) 身体左侧卧，左脚踝回勾，屈左肘，左大臂贴地并与身体成一条直线，左掌支撑头部，右手三指抓握右脚大脚趾。

(2) 吸气，拉直右腿向上，身体保持同一平面，髋关节充分外旋，收外展肌，目视前方。

手枕式如图3.4.13所示。

功效：培养身体的灵活性及协调能力，充分伸展体侧及大腿内侧，灵活髋、肩关节，强化脊柱。

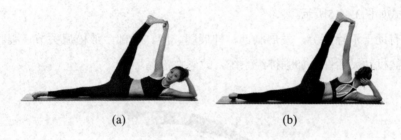

(a)　　　　　　　　　　(b)

图3.4.13　手枕式

3.4.14　动物放松功

准备姿势：山式坐姿

方法：

(1) 吸气，屈右膝，将脚底贴于左大腿内侧。呼气，屈左膝，髋外展，将左脚跟贴于臀部外侧。

(2) 吸气，两臂经两侧，侧平举向上，脊柱向上延伸，身体从腹部开始逐节向右侧转动。呼气，手臂带动身体向前伸展，两臂放于地面，额头触地。

(3) 吸气时抬起上半身，呼气时还原双腿。做反方向练习。

动物放松功如图3.4.14所示。

功效：放松躯干，按摩腹部，提高髋关节灵活度。

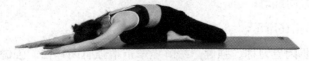

图3.4.14　动物放松功

3.4.15 反斜板式

准备姿势：山式坐姿

方法：

(1) 双手置于臀后方，指尖向前，保持指尖与臀有一个手掌的距离，双手放于肩膀的正下方。

(2) 吸气时，双手推地，胸腔上提，颈部往上拔伸，双肩向下沉。再次吸气时，卷臀向大腿的方向带起身体向上，臀肌收紧，脚尖向下找地面。大腿向内收紧，双手有力向下推地，颈部向上提起来但不过分仰头，眼睛看天空。腹部向上提，双肩再次向下把胸腔往上展开。

(3) 呼气，落臀向下回到地面上，解开双手绕动放松。

反斜板式如图3.4.15所示。

功效：有助于消除疲劳，发展胸部，伸展腿、腹、喉部，放松肩关节，强壮两腕、两踝，增强骨盆机动灵活性，加强神经系统，改善血液循环。

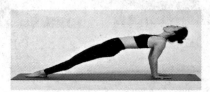

图3.4.15　反斜板式

3.4.16 战士二式

准备姿势：山式站姿

方法：

(1) 两脚分开约两肩宽，转动右脚向右侧90°，左脚微内扣。髋转向正前方，垂直于地面。

(2) 吸气，手臂经体侧向上。呼气，屈右膝，髋部下沉，右膝在脚踝上方，大小腿呈90°，同时左腿向外旋，髋部找向正前方，腹股沟向前展开。卷臀向下，收小腹向上，胸腔向两侧舒展。转头看向右侧，肩膀放松。

(3) 吸气，头转正，蹬直右腿。呼气，下落双臂，身体转回，左脚内外八字收回，低头闭眼放松。做反方向练习。

战士二式如图3.4.16所示。

功效：使腿部肌肉更匀称、强健，缓解痉挛，增强肌肉弹性，强健腹部器官。

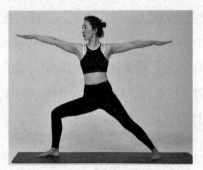

图3.4.16　战士二式

3.5　必修四级

3.5.1　半莲花坐

方法：长坐坐好，屈左膝将左脚收回，脚掌平贴右大腿内侧，脚跟靠近会阴，弯曲右膝，将右脚背放于左大腿根部，接近腹股沟，双膝贴地，如图3.5.1所示。

功效：降低下半身的血液循环，从而增强上半身的血液循环，尤其是胸腔和头部会更加受益。强壮脊柱和腹腔器官，促进消化，缓解哮喘和支气管炎。

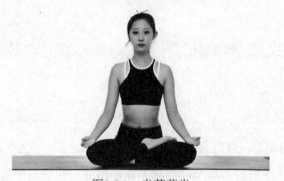

图3.5.1　半莲花坐

3.5.2　站立前屈伸展式

准备姿势：山式站姿

方法：

(1) 吸气，双臂经体侧向上高举过头顶。呼气，以髋为折点向下前屈，背部展平，双肩收回，不要紧张。吸气，胸骨柄向前推送，重心往前转移到前脚掌，双腿提起力量。呼气的时候，身体继续向下向前弯曲，双手移至脚的两侧，掌心向下。

(2) 吸气，头顶带着整个脊柱延伸。呼气，身体继续向下，用胸腔找寻膝盖，用头找寻小腿，身体放松，始终保持脊背往前延展，肩膀向上提，让背部像倒挂一样垂在那里。随吸气，稍屈膝，力量由脚跟向上蹬起，身体还原。呼气，下落双臂至体侧，低头闭眼放松。

站立前屈伸展式如图3.5.2所示。

功效：增强脊柱与全身的弹性，强壮肾脏、肝脏和脾脏，减少痛经，补充新鲜血液，对大脑、面部皮肤有益，降低心率，平和心情。

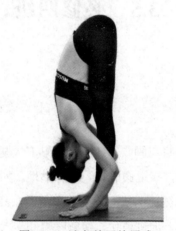

图3.5.2　站立前屈伸展式

3.5.3　鸵鸟式

准备姿势：山式站姿

方法：

(1) 双脚分开与肩同宽，髋部保持中正。

(2) 吸气，双臂经体侧向上延伸，使双手掌心朝前，并将双手贴近耳侧，让脊柱充分向上延展，但是不要憋气，保持自然呼吸。呼气，以髋为折点，髋屈曲，手臂带动身体慢慢向下向前延伸，使腹部向内收紧，将两手手背放置于脚掌下方，双臂伸展，不要弯曲。

(3) 吸气，保持上一个姿势调整2～3秒，让脊柱充分延伸，适应当前的身体状态。呼气，将身体再次向下，两肘外展，同时将头部放置在两腿中间，膝关节避免过伸，胸腔尽可能贴于大腿前侧。

鸵鸟式如图3.5.3所示。

功效：促进消化，促进肝、脾活动，使腿部后侧肌肉得到充分伸展。

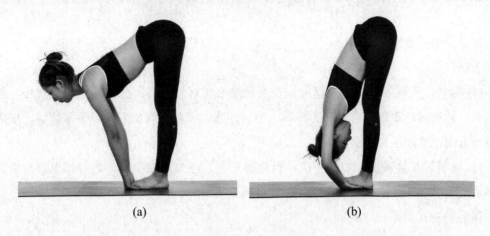

(a)   (b)

图3.5.3 鸵鸟式

3.5.4 双腿背部伸展式

准备动作：山式坐姿

方法：

(1) 臀大肌向后向两侧拨动，身体立直，收小腹向上，背部向上伸展。吸气，双臂外旋，经体侧向上高举过头顶。呼气，双手带着身体向下前屈。以髋部为折点，双手拉着背部展平，落手向下。背部保持平直的状态。

(2) 再次吸气，双手拨着地面将胸腔往前伸展，颈部顺着脊柱的延长线方向向前延伸。呼气的时候，再次收紧髂腰肌使身体向下前屈，勾脚趾指天空。吸气，脊柱往远处拉伸。呼气，再次加强向下。让小腹找向小腿，胸部找向膝盖，面部找向小腿。双手移至双腿前侧，右手抱紧左手手腕。放松双肩，不要耸肩，颈部放松。

(3) 呼气，解开双手，胸腔向前延伸。吸气，双臂拉动身体向上还原。呼气，落手向下。

双腿背部伸展式如图3.5.4所示。

功效：拉伸腘绳肌，帮助消化，增强腹部器官功能，增强与刺激肾脏活力，加强脊神经，促进脊柱周围肌肉的血液循环。

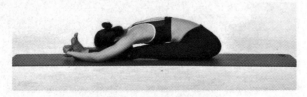

图3.5.4 双腿背部伸展式

3.5.5　简易展背式

准备姿势：金刚坐

方法：

(1) 吸气，双臂经体侧向上延伸，在头顶掌心相对。呼气，身体后倾，翻掌心，使掌心向外，转肩带动手臂向身体后方延伸，手臂伸直，使其在臀部后方以手掌撑地，指尖指向臀部方向，掌跟压实地面向后。

(2) 吸气，扩展胸腔，双肩下沉，目视前上方。呼气，屈手肘，将身体坐直，手臂经身体后方大绕环，还原至身体两侧，恢复金刚坐姿。

简易展背式如图3.5.5所示。

功效：扩展胸腔，放松肩关节和骨盆关节，缓解紧张情绪，滋养脊柱。

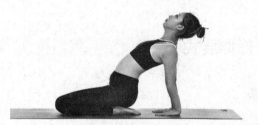

图3.5.5　简易展背式

3.5.6　蛇伸展式

准备姿势：俯卧

方法：

(1) 下颌触地，双手在体后十指交握。

(2) 双肩稍向后转动，脚背用力向下压实地面。吸气，手臂向后充分伸展，抬起上半身，眼睛注视眉心，缓慢均匀地呼吸3～5次。呼气，逐节地将身体回落。

蛇伸展式如图3.5.6所示。

功效：有助于消化，缓解胃部疾患和胃肠胀气，增强脊柱的弹性，加强整个背部肌肉、臀部及腿部后侧肌肉力量，有助于改善腰部的疼痛问题，对患有椎间盘突出的人有益。

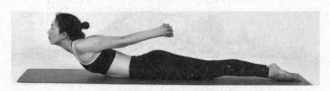

图3.5.6　蛇伸展式

3.5.7 云雀式

准备姿势：金刚坐

方法：

(1) 先完成简易鸽式，两臂侧平举，掌心向前。

(2) 吸气，胸腔上提。呼气，双臂向后展，目视上方。

云雀式如图3.5.7所示。

功效：拉伸臀部和腿部肌群，灵活髋、膝、踝关节，缓解脊柱压力，柔软脊柱。

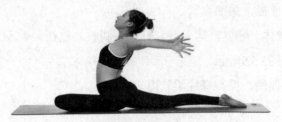

图3.5.7 云雀式

3.5.8 单臂支撑后展式

准备姿势：顶峰式

方法：

(1) 吸气，右腿向上抬高。呼气，弯曲右膝，胯部向左侧打开，右脚落向地面，翻转胸腔向上，左侧腰收紧。右手离开垫子向上方延伸，眼睛看向上方手指尖，保持流畅的呼吸。右手和右脚向下推地，髋部向上抬高，保持腹部内收，将左侧胸腔向上翻转，肚脐朝向天花板，右臂掌心向下顺着头的方向延展出去，感受身体的伸展。

(2) 吸气，翻转身体缓慢收回，右手掌心落地。呼气，双脚踩地回到下犬式。换另一侧练习。

单臂支撑后展式如图3.5.8所示。

功效：使手腕、手臂和肩膀更加强壮有力，增强上背部肌肉力量，打开腿部前侧及臀屈肌，拉伸腰大肌，打开胸腔，疏通肺部及肩胛区域，拉伸身体侧面，增强呼吸能力。

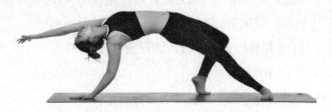

图3.5.8 单臂支撑后展式

3.5.9 半莲花扭脊式

准备姿势：直角坐

方法：

(1) 臀大肌向后向两侧拔动。屈右膝，右脚脚背放在左侧腹股沟上(如果膝盖翘起过高，可在下方垫一块砖的厚度或让脚心向上翻转，双手在内侧旋转，大腿向外，膝盖向下)。随吸气，右臂向上。呼气，上身前屈向下，把住左脚的外侧。

(2) 吸气，胸腔向前伸直，肩膀向下收。呼气，打开左手臂向后方。两个手臂在一条直线上，胸腔向上向前提，腹部收紧。

(3) 吸气，收回身体。呼气，落手臂，打开右腿抖动放松。做反方向练习。

半莲花扭脊式如图3.5.9所示。

功效：消除背部僵硬，提高脊柱柔软度。

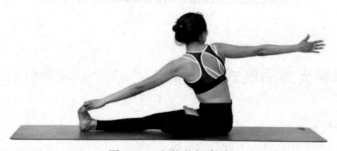

图3.5.9 半莲花扭脊式

3.5.10 眼镜蛇扭转式

准备姿势：俯卧

方法：

(1) 双脚分开与肩同宽，额头触地，双手放置胸腔两侧，指尖与肩平齐，肘向内收。

(2) 吸气，双肘推地，带动胸部上提，当手臂无法向上时停止推地发力。呼气，肩关节向后转动，将胸腔充分打开，再次推手臂向上，将脊柱完全延伸，目视前方。

(3) 吸气，脊柱向上延伸。呼气，从胸椎开始慢慢带动身体向后扭转，最后是头部，使头部向身体左后方转动，目视左后方，使下颌与肩关节保持水平。

(4) 再次吸气，上半身扭转回正。呼气，进行反方向的扭转。

眼镜蛇扭转式如图3.5.10所示。

功效：灵活脊柱，放松背部肌肉，按摩腹部内脏器官。

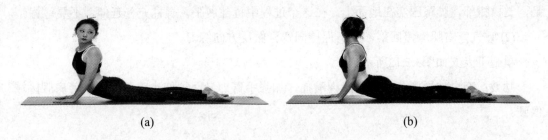

　　(a)　　　　　　　　　　　　　　　　　　(b)

图3.5.10　眼镜蛇扭转式

3.5.11　犁式

准备姿势：仰卧

方法：

(1) 双腿并拢，勾起脚趾，脚尖向上，大腿向中间收紧。

(2) 吸气，准备。呼气，双腿抬至地面90°。吸气，用尾骨的力量向上卷，双脚移至头顶上方，用腹部向上卷，尾骨向上，双腿向下，勾起脚趾。

(3) 双手于体后十指交扣。双手拉向远方把双肩展开，收住小腹，臀部向上。呼气时，屈双膝，膝盖向下落在额头上。双手顺着臀部的方向，依次向下，双肩压实地面，落下双脚放松。

犁式如图3.5.11所示。

功效：加强颈、肩力量，按摩内脏器官，放松背部肌肉，调节脊椎神经，增强身体核心部位的力量和控制力，提升平衡力和控制能力，改善血液在身体内的分布状况，增强大脑营养。

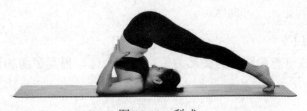

图3.5.11　犁式

3.5.12　单腿下犬式

准备姿势：下犬式进入

方法：

(1) 吸气，右腿向上抬起，伸直，脚背与腿在一个水平面上，髋保持中正，不要外翻，支撑腿部，脚跟压实在地面上。在这个过程中背部展平，脊柱充分延伸，不要弓背。

(2) 呼气，右腿慢慢回落，与肩保持同宽。做反方向练习。

单腿下犬式如图3.5.12所示。

功效：充分伸展腰背，缓解肌肉酸痛，加强手臂力量，拉伸小腿肌肉，改善肩胛区域僵硬。

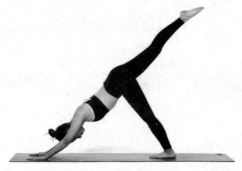

图3.5.12　单腿下犬式

3.5.13　侧板式

准备姿势：斜板式

方法：

(1) 将重心转移到右手上，身体转向左侧，左手扶髋。左脚放右脚前方，双腿向内收紧并向地面延伸，核心收紧，提髋向上。

(2) 展开左手向天空，双臂在一条直线上。两腹股沟完全舒展，臀部卷向大腿，身体呈一条直线，头部顺着脊柱延展。

(3) 呼气，身体回正。反方向练习。

侧板式如图3.5.13所示。

功效：强化脊柱下部、腿部与膝部力量，舒展胸部，提高平衡和协调能力，加强专注力。

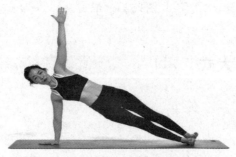

图3.5.13　侧板式

3.5.14　下蹲平衡式

准备姿势：山式站姿

方法：

(1) 双脚分开，与肩同宽，骨盆保持中正，骶骨向内卷起。

(2) 吸气，双脚脚尖略向外展15°，双臂经体侧向上，于头顶掌心合十。呼气，双臂慢慢向下，置于胸前，屈膝下蹲，用手肘抵于双腿膝关节内侧，使髋充分外展，膝关节对准脚尖，双臂平行于地面。

(3) 吸气，脊柱向上延伸，提踵，重心移到前脚掌上，头顶百会穴向上，目视前方，背部展平。呼气，落踵，恢复到山式站姿。

下蹲平衡式如图3.5.14所示。

功效：提升平衡能力，加强背部、髋部和腿部肌肉力量，促进骨盆血液流通。

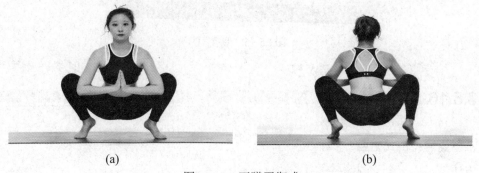

(a)　　　　　　　　　　　　　　　　(b)

图3.5.14　下蹲平衡式

3.5.15　鸟王式

准备姿势：山式站姿

方法：

(1) 将重心转移到左脚上，稍屈膝提右腿向上，从左大腿根部开始缠绕，右脚脚背放在左小腿后侧，髋部向下沉。

(2) 吸气，双臂体前平举，左臂在上右臂在下，双臂互抱肩膀后，从大臂根部开始互相缠绕。双腿向内收紧，左脚内侧有力向下推地。

(3) 将大臂向上平行于地面，小臂向外伸展，双臂互相垂直。收紧核心，眼睛看向前方一点。随吸气，打开双手。呼气，解开双腿。做反方向练习。

鸟王式如图3.5.15所示。

功效：强健脚踝，有助于消除肩部僵硬，缓解腿部抽筋带来的疼痛，预防小腿肌肉抽筋，伸展两腿后侧韧带，灵活指、腕关节，锻炼手臂肌肉线条，扩张胸部，扩张背部肌肉群，消除上臂及上背部多余脂肪。

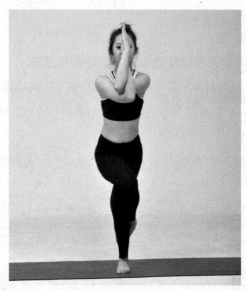

图3.5.15　鸟王式

3.5.16　牛面式

准备姿势：山式坐姿

方法：

(1) 臀大肌向后向两边拔动，双手自然放在身体两侧。

(2) 屈左膝，把左脚跟抵在右臀外侧。屈右膝，将右脚跟抵在左臀外侧。双手环抱两脚腕，稍抬臀部晃动，让两膝盖重叠。臀部向下坐，坐骨找向地面。

(3) 吸气，展右侧手臂向上高举过头顶。呼气，大臂内旋，屈手肘向下，用左侧手臂帮助肩膀向后打开，头部摆正向前看。用左手把右手肘向后打开多一些。解开左手下落，左大臂内旋后，左手移至体后与右手相握。脊柱向上立直，双臂向后展开。下颌稍收，头顶百会穴向上延伸，两个手臂尽量向后离开背部。

(4) 吸气，延伸。呼气，向下前屈。胸腔往前延伸。

(5) 随吸气，身体带回。呼气，解开双手，依次解开双腿向前抖动放松，准备做反方向练习。

牛面式如图3.5.16所示。

功效：缓解疲劳、紧张与焦虑。辅助理疗背痛、坐骨神经痛、风湿病、肩颈僵硬等，开发膝、踝、肩关节的柔韧性，强化背部，增强腰腹核心活力。

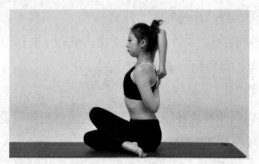

图3.5.16　牛面式

3.5.17　叩首式

准备姿势：金刚跪坐

方法：

(1) 吸气，准备。呼气，上半身缓慢向前弯曲，前额触地，手臂自然垂放于腿旁。

(2) 再随吸气抬高臀，重心前移至头顶。呼气，回落臀部，至大拜式放松。

叩首式如图3.5.17所示。

注意：高血压及眩晕症患者慎练。

功效：滋养脑部，美颜，放松背部。

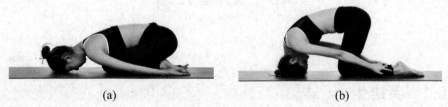

(a)　　　　　　　　　　　　　　　　　　　(b)

图3.5.17　叩首式

3.5.18　战士一式

准备姿势：山式站姿

方法：

(1) 吸气，双手扶髋。呼气，撤右脚向后迈一大步，落脚跟(初学者将脚跟向上提起来，把右髋往前推送)。髋下沉，屈左膝，骨盆垂直向下。

(2) 吸气，手臂向上延伸，双手于头顶合十，手指带着身体向上延伸。呼气，加强沉髋向下，后侧腿有力向后蹬出去，左腿内侧向下踩地。

(3) 吸气，手臂拉动整个侧腰向上。呼气，以胸腔为折点后弯，头部提起来，手臂尽量向后展，腰椎向上拔伸，保持顺畅呼吸。髋部向下沉，双脚有力推实地面。

(4) 随吸气，手臂带回身体。呼气，落手扶髋。重心往前移至左侧脚掌上，提起右脚向前并拢。双手移至体前十指交扣，低头闭眼放松。

战士一式如图3.5.18所示。

功效：使胸部得到完全伸展，有助于深度呼吸，缓解肩部、背部的僵硬，强健脚踝、膝盖，缓解颈部僵硬，减少臀部脂肪。

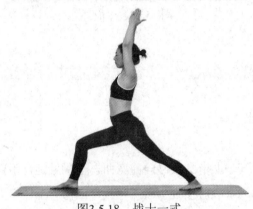

图3.5.18　战士一式

3.6　必修五级

3.6.1　英雄坐

方法：跪立，双膝并拢，双脚打开，臀部坐于两脚之间的地面上，脚跟抵在臀部两侧，脚尖指向正后方，腰背立直，如图3.6.1所示。

功效：增强消化系统的功能，增强双脚脚踝、膝关节和股四头肌的柔韧性。

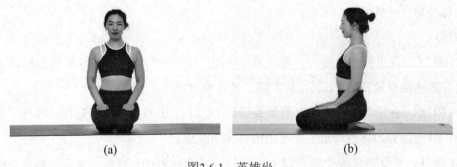

(a)　　　　　　　　　　　　　　　(b)

图3.6.1　英雄坐

3.6.2　武士坐

准备姿势：金刚坐姿

方法：

(1) 重心前移，双侧掌心向前压实地面，手臂、双侧大腿垂直地面，左膝从右膝前侧穿过，臀后坐在双侧足跟中间，左膝摆在右膝上方，双手自然搭放膝盖上方，保持自然呼吸。

(2) 吸气，感受脊柱向上伸展。呼气，坐骨坐实地面，骨盆中正。

武士坐如图3.6.2所示。

功效：对骨盆及髋关节起到收束锻炼作用，对膝关节也有一定的调理作用。

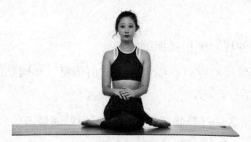

图3.6.2　武士坐

3.6.3　花环式

准备姿势：蹲在垫子上，脚跟向内，脚掌向外

方法：

(1) 吸气，脊背延展。呼气，向下前屈。双手从小腿胫骨前侧向后环绕，四指在后，拇指在前，抓住脚腕。

(2) 吸气，伸展胸腔往上延伸，用手臂推着双腿往两侧伸展，增大髋前侧的展开幅度，臀部向后向下坐。呼气，向下前屈，用额头向下触地。增加脊椎延伸的感觉，双手推住膝盖的力量不要松，向两侧延展多一些。

(3) 吸气，抬头收回上身，收回双手放在臀的两侧，臀部向后坐回到地面上，收回双腿，低头闭眼放松。

花环式如图3.6.3所示。

功效：按摩腹部肌肉和器官，有助于消除便秘和消化不良，增强骨盆区域的血液循环，缓解背痛。

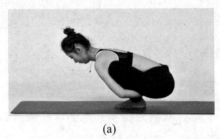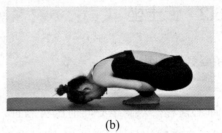

(a)   (b)

图3.6.3　花环式

3.6.4　束角式

准备姿势：山式坐姿

方法：

(1) 弯曲双膝，脚底并拢，十指抓握脚趾。

(2) 吸气，脊柱向前延展。呼气，以髋为轴向前俯身。小腹贴向双脚，额头轻触地。束角式如图3.6.4所示。

功效：消除坐骨神经痛，打开髋部和腹股沟，滋养腹腔及盆腔，缓解经期疼痛，滋养生殖器官。

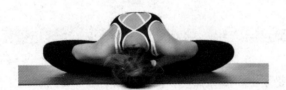

图3.6.4　束角式

3.6.5　加强侧伸展式

准备姿势：山式站姿

方法：

(1) 双脚分开约两肩宽，先将右脚向右转90°，左脚向内收约60°，使左脚内侧对着右脚脚跟，髋随着向右转动，保持中正。

(2) 吸气，双臂经体侧平举。呼气，双手掌心向内转动，带动手臂充分内旋于身体后方合掌，指尖向上，双臂与地面平行，肩部放松。

(3) 吸气，脊柱向上延伸，双脚踩实地面，目视前方。呼气，髋屈曲，腹部向内收紧，膝关节伸直，背部展平，慢慢向下，使胸腔尽可能贴于大腿前侧，额头触碰小腿前侧。在此过程中，双手尽可能贴合在一起，不要松开。

加强侧伸展式如图3.6.5所示。

功效：伸展脊柱，加强腿部肌肉，有助于矫正圆肩。

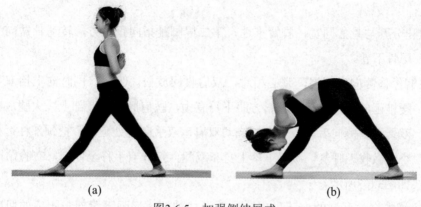

(a)   (b)

图3.6.5 加强侧伸展式

3.6.6 半莲花前屈伸展式

准备姿势：山式站姿

方法：

(1) 吸气，重心移到右脚，后屈左膝，使左脚脚背置于右大腿根部。呼气，将左臂从大臂开始外旋，经体后用大拇指、食指、中指抓握左脚大拇指。

(2) 吸气，脊柱向上延伸，保持身体平衡后，右手经体侧向上置于耳侧，掌心向内。呼气，以髋为折点，腹部向内收紧，手臂带动身体向下。在此过程中，背部展平，膝关节伸直，将右手置于右脚外侧，腹、胸、额依次贴于右腿前侧。

半莲花前屈伸展式如图3.6.6所示。

功效：改善膝关节僵硬，挤压腹部，促进肠道蠕动，帮助身体排除毒素。

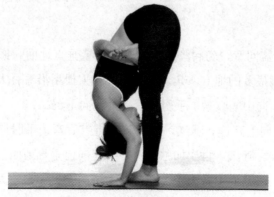

图3.6.6 半莲花前屈伸展式

3.6.7　蝗虫式

准备姿势：俯卧

方法：

（1）双腿分开与骨盆同宽，脚背推地，第二根脚趾指向正后方，转动骨盆向下，耻骨推地向前，尾骨下卷。

（2）双臂经体侧向后伸展，掌心相对，双肩收回放松。吸气，同时向上抬双手双脚，卷住臀部，腰椎延展，保持呼吸，斜方肌下沿有力，拉肩胛回到背部上，大腿后侧发力向上。呼气，双臂经体侧向后，双手交扣绕动双肩，双手向远处延伸，把颈部往远处拉长，臀部下卷，小腹微收。呼气，缓慢下落上身和双腿，打开双手移至体侧，右脸贴地放松。

蝗虫式如图3.6.7所示。

功效：增加脊柱区域的血流供应，滋养脊柱神经，增强下背部与腰部的肌肉群及韧带，消除腰骶部的疼痛，使脊柱变得更富于弹性。有益于骨盆范围各器官、消化系统，因而患便秘、泌尿疼痛、肠胃疾病或月经周期不规则的练习本式可减轻病症，还有助于缓解失眠、哮喘、支气管炎和肾功能失调。

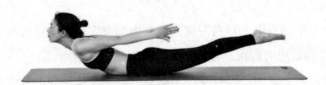

图3.6.7　蝗虫式

3.6.8　骆驼式

准备姿势：跪立

方法：

（1）双腿分开与骨盆同宽，勾起脚趾，脚掌跟尽量垂直地面。撤双手向后，放在臀大肌后面，大拇指抵在肉最多的地方，其余四指向外。大拇指沿着臀大肌向下，前侧腹股沟往前伸展。大腿内旋，向中间收紧，手肘往后指，并向下沉。

（2）随吸气，胸腔向上延伸。呼气，以胸腔为折点后弯，手肘依旧向后指。再吸气，颈部随着胸腔向上延伸。呼气，再次加强后弯。大腿向前垂直地面，依次落手向下找寻脚跟。胸腔向上，抬头，眼睛向上看天空。把颈部力量向上提起来，大臂往中间上收，臀部向下卷，顶着腹股沟向前展开。

(3) 吸气，身体保持不动。呼气，缓慢收回双手回到臀部。再次吸气时，收起腹部核心拽起身体向上，落脚背。呼气，双手放在大腿前侧，低头闭眼放松。

骆驼式如图3.6.8所示。

功效：有助于矫正含胸、驼背以及上体姿态欠佳者，改善胸廓形态，加强腰背肌的收缩控制力。

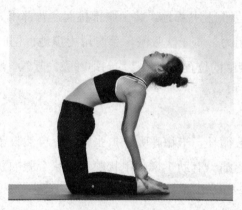

图3.6.8 骆驼式

3.6.9 卧英雄式

准备姿势：英雄式

方法：

(1) 上身后倾，双肘依次落于体后撑地。稍抬臀部，卷臀向大腿，舒展腰部。适应一下腿前侧的伸展感，如果可以承受则继续向下进行。

(2) 吸气，胸腔上挺。呼气，双手向前送，背部肌肉收缩，头顶百会穴点地，尽量把力量集中在背部上，头顶轻放。

(3) 稳定后，手肘离开地面，互抱手肘向后伸展下压至额头前方的地面。

卧英雄式如图3.6.9所示。

功效：加强大腿前侧韧带的拉伸，伸展腹部与骨盆区域，促使血液回流上体，滋养面颜，同时灵活踝关节、膝关节。

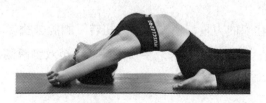

图3.6.9 卧英雄式

3.6.10　鱼式

准备姿势：仰卧

方法：

(1) 两臂放于身体两侧(或将手压在臀部下方)，两腿并拢。

(2) 吸气时，手肘夹紧胸腔并撑地，将上胸部挑起，背部用力将胸部抬离地面，头顶百会穴触地，颈部不要用力，每一次吸气，手肘用力撑地，同时背部用力将胸腔完全扩展，意识放到头与地面接触的位置上，保持均匀地呼吸。呼气，将头滑落回来，脊背柔和地放松。

鱼式如图3.6.10所示。

功效：增强全身血液循环，平稳呼吸。扩张胸部，自然收紧腹部，使腹部扁平而有力。缓解腰骶椎及背部疼痛。有助于增强甲状腺和甲状旁腺的功能。可减缓肩部肌肉疼痛。有助于哮喘病人清除气管中的痰涎。

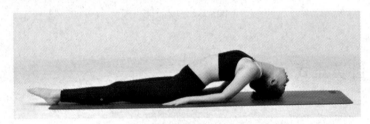

图3.6.10　鱼式

3.6.11　侧角扭转式

准备姿势：站立在垫子中间

方法：

(1) 双腿分开两肩宽，打开右脚向右侧，左脚微内扣。随吸气，双臂侧平举，骨盆摆正指向正前方。呼气，屈膝向下蹲，转身体向正右侧。

(2) 随吸气，双臂带起身体向上，双手合十于头顶。呼气，双手滑落于胸前。吸气，身体向上延展，髋部摆正指向正前方。呼气，上身向下前屈，将左侧手肘抵在右侧膝盖外侧，后侧脚有力向下踩。

(3) 吸气，用手推住腿的力量，使胸腔向上扭转，胸腔去找寻大拇指的方向。保证右侧膝盖在脚腕的正上方。随呼气，解开双手，下落双手至双脚两侧。用脚掌推地的力量，手画圈带动身体向上还原。依次下落双臂做反方向练习。

侧角扭转式如图3.6.11所示。

功效：拉伸脊柱，改善循环和淋巴系统，按摩内脏，舒展髋关节，强健脚踝、膝部与大腿。

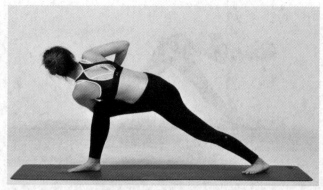

图3.6.11　侧角扭转式

3.6.12　三角扭转式

准备姿势：山式站姿

方法：

(1) 双腿分开两肩宽，转右侧脚指向正右方，左脚向内扣约60°。转身体向右侧，把髋摆正，指向正右方，可稍提起后侧脚跟，把左侧脚向左挪半个脚掌的距离，更好地把髋转向右方。随吸气，双臂经体侧向上高举过头顶，小腹向上提，臀部有力向下推地。后侧脚跟向下踩实。呼气，以髋为折点向下前屈，双手拉着背部展平。落右手至左脚外侧，双脚有力向下踩实地面。

(2) 根基扎稳之后，吸气，延展脊柱。呼气，收腹，转身体向上，用后侧斜方肌的力量带着手臂向上延展。吸气保持，呼气，落手臂，稍屈膝，双手把身体带回。收回右脚，打开左腿向外侧，转身体向左侧。做反方向练习。再呼气，转正身体落手臂，转正双脚内外八字向内收回，十指体前交扣，低头闭眼放松。

三角扭转式如图3.6.12所示。

功效：增强身体柔韧性，增强躯干两侧、背与双腿后侧肌肉力量。滋养脊柱神经，消除背部疼痛。按摩腹部器官，改善消化系统，减少腰围脂肪，减轻神经衰弱，强健骨盆区域，调节生殖器官。

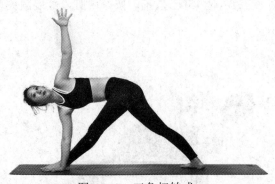

图3.6.12 三角扭转式

3.6.13 肩倒立式

准备姿势：犁式

方法：

(1) 吸气，屈手肘，手掌根抵住下腰部。大臂向中间收紧，向下推地，双脚依次向上伸直。大腿向内收紧，脚尖向上。腹部向上收，把臀部卷向大腿，腹股沟前侧展开。

(2) 呼气，屈双膝，膝盖向下落在额头上。双手顺着臀部的方向，依次向下，双肩压实地面，落双脚放松。

肩倒立式如图3.6.13所示。

注意：不适宜甲状腺肿大、肝脾不适、颈椎炎、椎间盘突出、高血压、心脏病、血栓患者及生理期女性练习。

功效：补充大脑活力，缓解骨盆和腹部的充血现象，减轻静脉曲张，对生殖系统、内分泌系统、消化系统、神经系统均有益，维护肾上腺的正常活动，镇定心神，改善失眠、头痛和轻度抑郁症状。

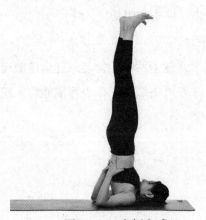

图3.6.13 肩倒立式

3.6.14　单腿肩倒立式

准备姿势：肩倒立式

方法：

(1) 吸气，准备。呼气，左脚顺着头顶方向脚尖点地。

(2) 随吸气，左腿抬起。呼气，反方向练习。

单腿肩倒立式如图3.6.14所示。

注意：不适宜甲状腺肿大、肝脾不适、颈椎炎、椎间盘突出、高血压、心脏病、血栓患者及生理期女性练习。

功效：拉伸腿后侧韧带，补充大脑活力，缓解骨盆和腹部的充血现象，减轻静脉曲张，对生殖系统、内分泌系统、消化系统、神经系统均有益，维护肾上腺的正常活动，镇定心神，改善失眠、头痛和轻度抑郁症状。

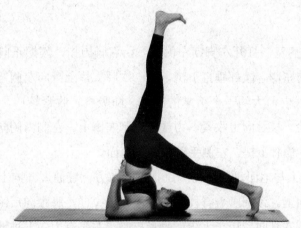

图3.6.14　单腿肩倒立式

3.6.15　战士三式

准备姿势：山式站姿

方法：

(1) 将重心转移到右脚上，撤左脚向后迈一小步，脚尖轻触地面。力量始终沉在右脚上，右脚内侧向下推地。髌骨上提，大腿前侧肌肉收紧向上，卷臀向下。

(2) 随吸气，双臂伸展向上高举过头顶。呼气，以髋为折点，身体向下前屈，同时提起左脚向后延伸，脚跟蹬出去向后，后侧大腿肌肉向上提。左髋稍向下，不要掀髋。身体向前，眼睛看向地面的方向。随吸气，双手带起身体回正。呼气，收回左腿。做反方向练习。

战士三式如图3.6.15所示。

功效：增强腿、肩、背、臀的力量，提高平衡能力，舒展髋、腹，增强肌肉协调性，培养专注力和意志力。

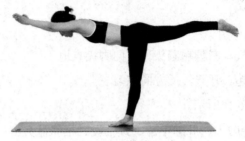

图3.6.15　战士三式

3.6.16　半月式

准备姿势：山式站姿

方法：

(1) 双脚分开两肩宽，打开左脚向左侧90°，右脚内扣，髋摆正向前。吸气，双臂侧平举。呼气，屈膝向左侧。髋部垂直下沉。再一次呼气，上身向左侧弯。右手扶髋，将左手放在脚外侧延长线向前大约一个手掌的距离。随吸气，收紧核心，把力量转移到左脚上。呼气，右脚微抬。核心向上收紧，力量传递到左脚上。左侧内侧向下充分压实地面，大腿前侧肌肉上提，髋骨上提，左侧手臂垂直于地面。

(2) 提起右脚向上与地面平行，勾脚趾指向正前方。翻髋展开向上，保持身体在一个平面，打开右手臂向上。颈部顺着脊柱的方向往远处拉伸，脚跟向后蹬。再一次呼气时，落手扶髋，屈左膝，右脚向后迈一大步。收紧核心，左脚有力向下推地，身体向上抬起，手臂回到侧平举，做反方向练习。

半月式如图3.6.16所示。

功效：强化脊柱下部、腿部与膝部力量，舒展胸部，提高平衡和协调能力，加强专注力。

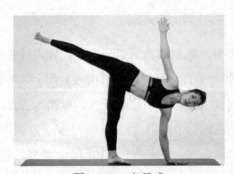

图3.6.16　半月式

3.6.17 坐姿抓趾平衡式

准备姿势：山式坐姿

方法：

(1) 吸气，脊柱向上延伸，背部展平，同时屈双膝，使膝关节尽可能贴于腹部，使小腿与地面保持平行，双手手臂向前伸直，用大拇指、食指、中指抓握住双脚大脚趾，用臀部保持身体平衡。

(2) 呼气，腹部向内收紧，手臂带动双腿伸直，目视脚趾尖方向，臀部扎实地坐在地面上，要求背部始终保持平直。

坐姿抓趾平衡式如图3.6.17所示。

功效：提高平衡能力，伸展背部与双腿后侧肌肉。

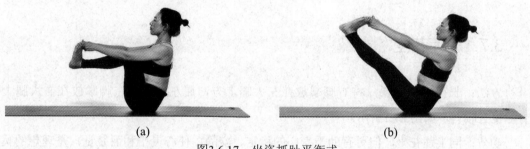

(a)   (b)

图3.6.17　坐姿抓趾平衡式

3.6.18 虎式

准备姿势：四角式

方法：

(1) 双腿并拢，脚背有力向下推住地面。重心转移到左侧腿上，提起右膝向后蹬直，脚跟有力后蹬，像踩在一面墙上，保持稳定。右侧腰往上收住，不要塌下去，双手撑住地面。呼气，绷脚、屈膝、弓背，膝盖有力向前顶，下额向下找膝盖。

(2) 吸气，向后蹬，胸腔往前延展，双肩展开，脚尖指向正下方，大腿抬起内旋。呼气，再一次绷脚、屈膝。

(3) 做三组后呼气落腿向地面，做反方向练习。之后臀部坐到脚跟上，大拜式放松。放松后背弓起身体，双肩绕动放松。

虎式如图3.6.18所示。

功效：伸展脊柱，强壮脊柱神经和坐骨神经。减少大腿区域脂肪，强壮生殖器官，强壮手臂、臀部、下腰部、大腿后侧肌肉。

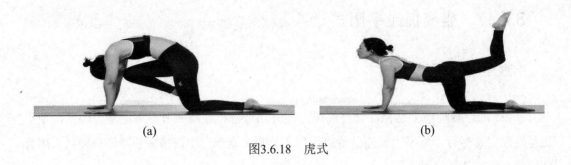

(a)   (b)

图3.6.18　虎式

3.7　必修六级

3.7.1　莲花坐

方法：长坐，屈右膝，将右脚掌放在左大腿上方，屈左膝，将左脚掌放在右大腿上方，挺直腰背，如图3.7.1所示。

功效：同半莲花坐，但更有助于身心的稳定、安静，使心灵平和而警觉，是理想的冥想坐姿。

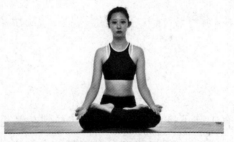

图3.7.1　莲花坐

3.7.2　莲花坐伸臂式

准备姿势：莲花坐

方法：

(1) 吸气，脊柱逐节向上延伸，双臂经体侧侧平举后，双臂向后转动，在体后掌心相对，十指交握。呼气，髋屈曲，腹部向内收紧，背部展平向前、向下延伸，使腹部尽可能贴近双脚，额头、鼻尖触地，双手始终紧握，手臂伸直向后、向上延伸，坐骨始终扎实贴地。

(2) 吸气，手臂带动身体还原。呼气，解开双臂及双腿。

莲花坐伸臂式如图3.7.2所示。

功效：刺激腹部，缓解便秘，灵活双腿及手臂关节，有助于改善哮喘症状。

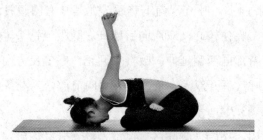

图3.7.2　莲花坐伸臂式

3.7.3　瑜伽身印式

准备姿势：莲花坐

方法：

(1) 吸气，脊柱逐节向上延伸，双臂经体侧侧平举后，双臂向内旋转，于体后肩胛骨处反合掌，保证手指指尖向上。呼气，以髋为折点，髋屈曲，保持背部平直，将上半身向前、向下伸展，使腹部尽可能贴近双脚脚跟处，额头、鼻尖依次触地。在此过程中坐骨扎实贴地，双手始终贴合在一起，双肩展开，双臂于地面保持平行。

(2) 吸气，上半身还原。呼气，解开双臂双腿。

瑜伽身印式如图3.7.3所示。

功效：伸展背部肌肉，按摩腹部器官，缓解便秘。

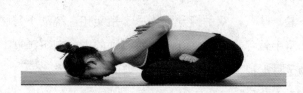

图3.7.3　瑜伽身印式

3.7.4　单腿捆绑前屈式

准备姿势：山式坐姿

方法：

(1) 臀大肌向后向两侧拔动，腿内侧向前推出。屈左膝，将右脚掌踩在大腿根部。随吸气，右臂向上伸展。呼气，上身向下前屈，来到与地面平行位置。再次吸气，把侧腰拉长展开。呼气，大臂内旋经小腿来到体后，展左手向后，两只手相抓。

(2) 吸气，延展胸腔向上。呼气，向下前屈，尤其是右侧腹股沟向内收紧。腹部内收向下的力量去贴向大腿，收住核心，双肩向后展开。随吸气抬头。呼气，转头看向左侧手臂方向，双臂尽量离开背部向两侧延伸。吸气头回正。呼气反方向扭转，把颈部均匀向远处拉动。吸气头回正。呼气解开双手，依次展开腿向前放松，准备做反方向练习。

单腿捆绑前屈式如图3.7.4所示。

功效：收缩腹部脏器，增强横膈膜区域血液循环，强壮内脏，对支气管炎或肠胃疾病患者有益，伸展背部、肩膀、双臂和双腿。

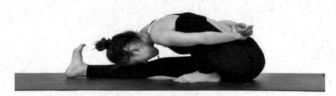

图3.7.4　单腿捆绑前屈式

3.7.5　双角式

准备姿势：山式站姿

方法：

(1) 双腿分开两肩宽，第二根脚趾指向正前方。

(2) 吸气，双臂经体侧向上高举过头顶，十指交扣翻转向上，并向远处拉伸，肋骨下沿向内收，臀部向下卷。呼气，双手打开于体后十指交扣，绕动下肩膀向后向外展开，以髋为折点向下前屈。将手臂尽量向上打开，顺着头顶的方向向下延展，用地心引力的带动自然下垂双臂。双脚足弓上提，膑骨上提，大腿前侧肌肉收紧。

(3) 随下一次吸气，双手带起上身向上还原。呼气，下落双臂，内外八字收回双脚，十指交扣，低头闭眼放松。

双角式如图3.7.5所示。

功效：伸展腿部、腘旁腱和手臂肌肉，强健上背部和肩膀肌肉群，有助于发展颈部和胸部，镇静神经系统。

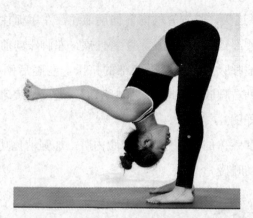

图3.7.5　双角式

3.7.6　坐角式

准备姿势：山式坐姿

方法：

(1) 双脚分开到距离最大的位置。吸气，双手向上高举过头顶。呼气，带领脊柱向上延展后慢慢向前向下前屈，眼睛看向地面或前方，双手旁侧打开，抓住双脚趾，保持脊背的延展，收紧核心，感受双脚后侧韧带的拉伸，腹部的挤压。

(2) 保持一段时间后，吸气，腰腹用力，双臂上体向上直立。呼气，双腿并拢放松。

坐角式如图3.7.6所示。

功效：灵活髋关节，滋养盆腔，按摩腹内脏，刺激卵巢、前列腺等，对于生殖腺体有很好的保养作用，能缓解女性生理期不适。

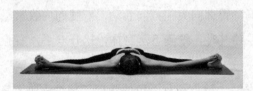

图3.7.6　坐角式

3.7.7　半莲花背部伸展式

准备姿势：山式坐姿

方法：

(1) 屈右膝，将右脚背放在左大腿根部，脚掌向上，右膝落地。吸气，右臂上举。呼气，大臂内旋并绕过体后抓住右脚趾。

(2) 吸气，左臂上举过头，带领脊柱向前伸展前屈，左手抓住左脚趾，抓不到的练习者可抓膝盖或小腿，自腰部延展脊背向上，手臂伸展，左脚跟向前蹬出，屈膝关节落地。

(3) 闭上双眼均匀地呼吸保持，感受腹部的挤压，左腿后侧韧带的拉伸。保持片刻后，上体回正，双手帮助右脚放落还原，调整呼吸后，做反侧练习。

半莲花背部伸展式如图3.7.7所示。

功效：加强髋关节和膝盖的灵活性，按摩腹内脏，加强消化功能，强壮肝脏和脾脏，使双肾、胰和肾上腺活动旺盛。

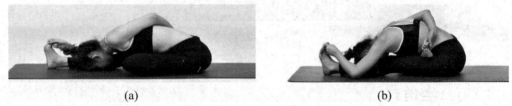

      (a)   (b)

图3.7.7 半莲花背部伸展式

3.7.8 弓式

准备姿势：俯卧

方法：

(1) 双手放在身体两侧，双脚分开与骨盆同宽。脚背推地，卷臀向下，把腰部拉长。屈双膝，双手向上环抱住脚踝或者脚背，勾起脚趾，脚跟向前推。

(2) 随吸气，双肩向上向后绕动，使斜方肌用力带起身体向上。调整呼吸，不要屏气。再次吸气，大腿后侧向上延展，小腿向后展开，带着手臂向后向两侧伸展。小腿再发力向后伸，使呼吸更顺畅。臀部向大腿方向卷动，双腿向内收紧。

(3) 保持3组呼吸后，呼气时，缓慢下落身体，松开双手，右脸贴地放松。

弓式如图3.7.8所示。

功效：伸展和强化脊柱，矫正驼背。拉伸腹部，按摩内脏器官，增加肠胃蠕动，促进消化，减少腹部赘肉。调节、平衡胰腺与肾上腺，改善糖尿病与女性月经不调。释放颈、胸部交感神经的能量，改善呼吸系统。

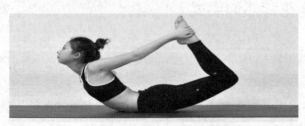

图3.7.8 弓式

3.7.9　莲花鱼式

准备姿势：莲花坐

方法：

(1) 上身后倾，双肘依次落于体后撑地，稍抬臀部，卷臀向大腿，舒展腰部。

(2) 吸气，胸腔上挺。呼气，双手向前送，背部肌肉收缩，头顶百会穴点地，尽量把力量集中在背部上，头顶轻放。

(3) 稳定后，伸展背部，双手从两侧勾住大脚趾或扶髋部，保持手肘内收撑地。熟练时，也可将双手合十延伸至头顶前方一点。呼气回正时，双手依次推地让上体直立，解开双腿进行放松。

莲花鱼式如图3.7.9所示。

功效：促进脊柱血液循环，增强背部、胸部、腹部肌肉，有利于腹部器官活动，调整甲状腺功能，增强腰肌力量，养护脊柱神经。

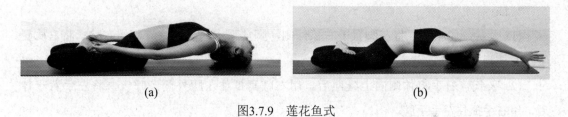

(a)　　　　　　　　　　　　　　　　　　　　(b)

图3.7.9　莲花鱼式

3.7.10　轮式

准备姿势：仰卧

方法：

(1) 双脚分开同髋宽，屈双膝，膝盖、脚趾指向前方，脚掌踩地，脚跟靠近臀部。双手放于耳旁，指尖朝向双肩，靠近肩部。

(2) 吸气，双手及双脚用力推地，臀部上抬至两臂伸直，双腿内收，卷臀向大腿，将身体拱成半圆形，以双手、双脚支撑全身的重量，均匀而深长地呼吸，保持这个姿势5～10秒。

(3) 呼气还原时，下颌回收，弯曲双肘，以头部、肩部先着地，接着背部和臀部依次着地，恢复到预备姿势，稍作休息。

轮式如图3.7.10所示。

功效：充分伸展脊柱，养护全身神经，加强内脏功能，收缩腰、臀、腕、背部肌肉，给人带来旺盛的精力和能量。

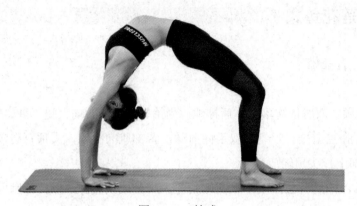

图3.7.10　轮式

3.7.11　加强扭脊式

准备姿势：山式坐姿

方法：

(1) 吸气，屈左膝，将左脚置于右膝外侧，脚掌踩实地面。呼气，屈右膝，将右脚置于左臀外侧。

(2) 吸气，右手将体侧向上延伸后，用右腋窝抵住左膝外侧。呼气，将左手背于体后，用右手抓住左手手腕。

(3) 吸气，脊柱向上延伸，背部充分展平，从腹部开始脊柱逐节向左后扭转，最后是头部，使双肩、下颌保持在一条直线上，目视身体后方。呼气，脊柱逐节扭转回来，将身体还原回正。

加强扭脊式如图3.7.11所示。

功效：加强脊柱的伸展，提高脊柱的稳定性和灵活性，促进血液循环，按摩腹部。

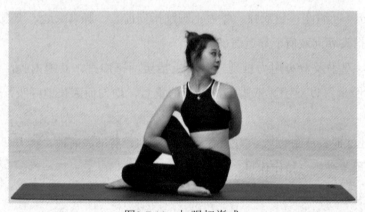

图3.7.11　加强扭脊式

3.7.12　莲花肩倒立式

准备姿势：肩倒立

方法：

(1) 弯曲双膝盘成全莲花，髋部向前推送，双膝向后伸展，使整个身体在一个平面内，保持均匀的呼吸。

(2) 呼气还原时，先解开双腿，再借助腰腹的力量缓缓放落肩、背、臀、腿。

莲花肩倒立式如图3.7.12所示。

功效：滋养面部肌肤，使大脑镇静。缓解下肢肿胀，促进膝关节血液循环。拉伸与按摩骨盆区域与内脏器官，使腿部肌肉强壮协调，增加平衡感。

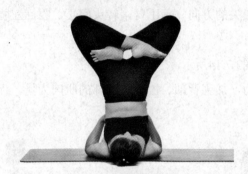

图3.7.12　莲花肩倒立式

3.7.13　身腿结合式

准备姿势：犁式

方法：

(1) 呼气，屈双膝落于双耳旁，将膝盖和小腿放在地面上。手肘内收，掌心托住上背部，将双肩和双膝贴紧在一起，保持小腿、脚背贴地。保持这个姿势20秒左右。

(2) 吸气，还原时，慢慢伸直双腿，前脚掌踩地，双臂回落地面撑地，依次放落双肩、背部、腰部、臀部，再将双腿平稳地回落。身腿结合式如图3.7.13所示。

功效：引导大量血液回流至肩、颈、头部，滋养这些部位。脏器倒置，可使其得到放松。

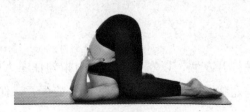

图3.7.13　身腿结合式

3.7.14　站立抓趾平衡式

准备姿势：山式站姿

方法：

(1) 将重心转移到右脚上。屈左膝向上，前三根手指抓住大脚趾。吸气，保持身体稳定，左髋下沉，双髋摆正，提起左腿向前与地面平行，伸展。呼气，双肩下沉，右脚内侧有力向下推地。提起大腿的力量，身体不要向后靠。小腹微收向上，头顶向天空方向提，胸腔向上延展，右手扶髋。

(2) 再一次呼气时，展左大腿外旋，移至身体的左侧。保持身体稳定，不要向右侧倾斜。肩膀收住，后侧肩胛骨有力向下沉。保证大腿始终向外旋，臀部向前展开。展开右侧手臂向右，转头看向手指尖的方向。落手臂，转头回正，收回左腿向前，解开腿向下抖动放松，准备做反方向练习。

站立抓趾平衡式如图3.7.14所示。

功效：提升平衡能力，加强背部、髋部与腿部的肌肉力量，促进血液循环，按摩腹部器官。

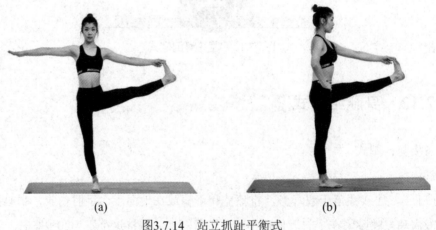

(a)　　　　　　　　　　　　　　　　　(b)

图3.7.14　站立抓趾平衡式

3.7.15　侧斜板单腿伸展式

准备姿势：侧板式

方法：

(1) 曲左膝向前，并打开左髋，以左手食指与中指勾住左大脚趾，左腿慢慢向上伸直，垂直向上伸展左臂与左腿，臀部卷向大腿，大腿外旋展开，保持身体在一个平面上，目视上方的脚趾尖。

(2) 呼气，还原后进行反侧练习。

侧斜板单腿伸展式如图3.7.15所示。

功效：增强手臂、腰、腹部肌肉力量，增强手腕力量。

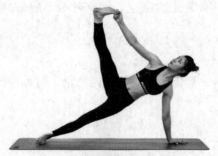

图3.7.15 侧斜板单腿伸展式

3.7.16 趾尖式

准备姿势：山式站姿

方法：

(1) 屈右膝上抬，将右脚背放在左大腿根部，缓慢屈左膝下蹲，接近地面时双手撑地。

(2) 完全下蹲后，立起左脚跟，前脚掌支撑身体，右膝下沉使右大腿与地面平行。调整左脚跟使之抵住会阴，重心放在左脚趾。保持平衡后，双手胸前合掌。还原后换另侧练习。

趾尖式如图3.7.16所示。

功效：锻炼脚趾与脚踝，促进脚部血液循环，调节生殖系统，提升专注力。

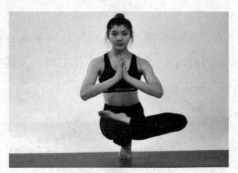

图3.7.16 趾尖式

3.7.17 秋千式

准备姿势：全莲花坐姿

方法：

(1) 双手放于臀部两侧，掌根下压，双手臂支撑。呼气，将臀部向上抬离地面。抬头，眼睛看正前方，双膝上抬以超过手肘高度为佳。收紧肩臂、腰腹部肌肉，保持均匀呼吸。

(2) 臀部回落，放松所有紧张的部位，调整呼吸。将双腿解开放松，交换双腿位置练习。

秋千式如图3.7.17所示。

功效：加强双臂、双腕、肩部、腰腹部肌肉力量，培养控制力与协调力。

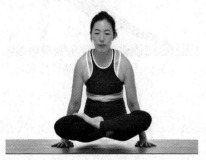

图3.7.17　秋千式

3.7.18　拉弓式

准备姿势：山式坐姿

方法：

(1) 吸气，脊柱向上延伸，髂腰肌向内收紧，以髋为折点，上半身稍前倾，双手大拇指、食指、中指分别抓握双脚的大脚趾。呼气，调整此动作，让背部始终保持平直，膝关节窝处向下压实地面。

(2) 吸气，屈右膝，用右手带动右腿上抬。呼气，右手将右脚拉至右耳侧，拉动过程中，不要转动身体及髋部，双肩放松，目视前方，使左臂、左腿始终伸直向前。吸气，将右腿还原，松开双手。呼气，身体回正。

拉弓式如图3.7.18所示。

功效：消除大腿赘肉，强化脊柱神经，缓解背部疼痛。

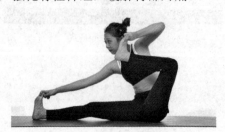

图3.7.18　拉弓式

3.8 选修七级

3.8.1 龟式

准备姿势：坐角式

方法：

(1) 微屈双膝，双手臂由两膝下穿过向斜后方伸展，掌心贴地。

(2) 吸气，上身向前向下伸展。呼气，双臂向后延伸，整个身体触向地面，双腿伸直，脚尖回勾。保持均匀呼吸，也可让双手在臀后相扣。

(3) 吸气，还原，屈膝，手臂依次收回，上身直立，双腿并拢放松。

龟式如图3.8.1所示。

功效：加强下肢、腰背部肌肉伸展，滋养脊柱神经，灵活双肩，按摩内脏器官，缓解尿频、胃肠胀气，舒缓大脑神经，稳定情绪，使内心安宁。

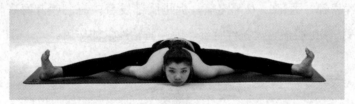

图3.8.1 龟式

3.8.2 半莲花捆绑前屈式

准备姿势：山式坐姿

方法：

(1) 吸气，屈右膝，将右脚置于左大腿根部。呼气，屈左膝，足跟贴近同侧坐骨，距右膝约一拳的距离，脚掌踩实地面。

(2) 吸气，左臂经体侧侧平举后向上伸展，掌心向内后经左膝内侧，手臂内旋，掌心向外置于腰部。呼气，右手放置体后，左手抓握右手手腕。吸气，胸腔上提，延展脊柱，坐骨扎实地坐在地面上。呼气，髋屈曲，额头轻触地。保持几组呼吸，还原，然后进行反方向练习。

半莲花捆绑前屈式如图3.8.2所示。

功效：伸展脊柱，缓解背部不适，按摩腹部，促进骨盆血液循环。

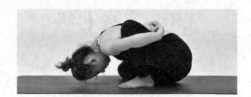

图3.8.2　半莲花捆绑前屈式

3.8.3　闭莲式

准备姿势：全莲花坐姿

方法：

(1) 尽量将双脚拉近髋部，脚趾超过大腿外侧。双臂在体后交叉，双肩向后打开，两侧肩胛骨尽量靠近，身体微微前倾，分别用双手抓住反侧脚的大脚趾，上体慢慢向后直立。在感觉舒适的前提下，尽量长时间保持。

(2) 松开双手，解开双腿，交换双腿与双手位置，重复上述动作。

闭莲式如图3.8.3所示。

功效：缓解肩部、背部、双臂疼痛，促进胸部发育，有利唤起海底轮(会阴穴)的能量。变式还具有按摩脏腹器官、拉伸背部、唤起脐轮能量的作用。

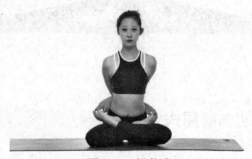

图3.8.3　闭莲式

3.8.4　站立单腿前屈式

准备姿势：山式站姿

方法：

(1) 保持骨盆的中立位，延展腰背。吸气，双臂上举过头顶。呼气，以髋为折点向前伸展前屈，双手放在双脚两侧，重心放在右脚上，撤左脚向后一小步，脚尖轻触地面。吸气，脊柱延展。呼气，加强前屈，左腿向后向上抬起，左髋向下找地面，保持双髋稳定，左大腿内旋，卷臀向大腿，保持稳定后，均匀呼吸。

(2) 呼气，还原，左腿慢慢回落，手臂带动身体缓慢直立，再进行反侧练习。

站立单腿前屈式如图3.8.4所示。

功效：增进身体的平衡、协调及专注能力。促进血液回流上体，滋养面颜。增强腿部肌肉，减少臀部、腿部多余脂肪。伸展并加强下肢韧带，为倒立动作做准备。

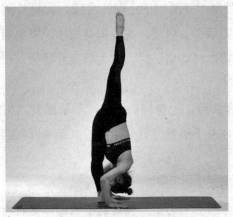

图3.8.4　站立单腿前屈式

3.8.5　全眼镜蛇式

准备姿势：俯卧

方法：

(1) 双手放在胸部两侧撑地。吸气，伸直双臂，抬起头部和躯干。屈双膝，小腿向头部方向上抬，大腿保持稳固贴地，头部后仰，让整条脊柱进一步向后伸展弯曲，尽量让后脑勺贴近脚掌，收缩臀部，保持均匀呼吸。

(2) 呼气还原时，将双脚放回地面，头颈部收回，抬起臀部，坐回双脚后跟上，呈大拜式放松。

全眼镜蛇式如图3.8.5所示。

功效：伸展整个脊柱、颈项和肩部肌肉，对甲状腺、甲状旁腺，肾上腺和生殖腺特别有益，按摩腹部器官。

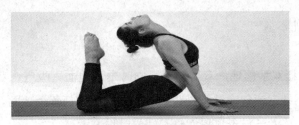

图3.8.5　全眼镜蛇式

3.8.6　单手鸽王式

准备姿势：四角板凳式

方法：

(1) 左腿屈膝前移、外展，平放双手之间，左膝、大腿外侧及臀部触地，左脚后跟靠近会阴处，脚背贴地。右腿后伸、内旋，使右脚背贴地，脚尖朝后，挺胸前视。屈右膝，右手反手抓右脚脚趾或脚背，转动肩、肘，右大臂靠近耳旁，左臂上抬至斜上方，结智慧手印。

(2) 吸气，伸展脊柱和胸腔，上身向后伸展，尽量做到以头触脚。呼气还原，左臂回落，松开右手，放落右腿，双手引领脊背前屈放松。起身回到四角板凳式，换腿进行反侧练习。

单手鸽王式如图3.8.6所示。

功效：柔软脊柱，加强腰背的力量，伸展前侧肌肉，促进内脏区域的血液循环，加强肾脏功能，增强消化功能，防止毒素在体内堆积。

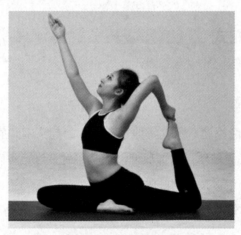

图3.8.6　单手鸽王式

3.8.7　单腿鸽王式

准备姿势：金刚坐

方法：

(1) 身体前倾，让双手落地，双臂与双腿同时垂直地面。吸气，左脚向前移至双手之间，右腿保持原地不动。呼气，左脚脚跟向前滑动直至臀部落至地面。接着让右小腿向上弯曲，躯干微右转，用右手反手抓握右脚，转肩肘指上方。

(2) 吸气，身体转向正前方，左臂向上方伸展。呼气，屈左肘向后，左手抓握右脚，肘指向上方。吸气，胸腔上提。呼气，脊柱后展。保持几组呼吸，还原，然后进行反方向练习。

单腿鸽王式如图3.8.7所示。

功效：灵活脊柱，加强腰背力量，伸展身体前侧肌群，促进血液循环。

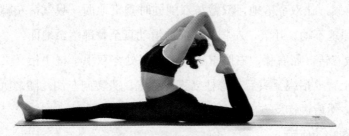

图3.8.7 单腿鸽王式

3.8.8 侧鸽式

准备姿势：四角式

方法：

(1) 屈右膝向前提，膝盖指向身体中线的正前方，脚尖向后。落臀向下，左腿向后伸展，屈膝向上，用左手把住脚踝，转身体向左侧，将脚趾尖放在手肘窝内，两只手在体前相扣。

(2) 吸气，脊柱向上延伸。呼气，双臂从体前绕过头部来到体后，头部枕在手臂上，将手臂向后展开，转头，眼睛看向肘尖的延长线，小臂向外侧打开，拉着手肘向远方伸展，收住核心，胸腔向上提。

(3) 呼气，落手向下，打开双手，落左腿回地面上。转正身体向前，收核心，撤右腿向后，做反方向练习。

侧鸽式如图3.8.8所示。

功效：促进髋、腹及下背部血液循环，锻炼双腿、双肩，预防并能辅助治疗生殖系统、内分泌系统和腿部疾患，增加脊柱的弹性，提升个人气质。

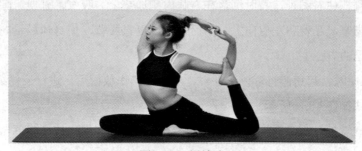

图3.8.8 侧鸽式

3.8.9　海狗式

准备姿势：金刚坐

方法：

(1) 身体前倾，让双手落地，双臂与双腿同时垂直地面。吸气，左脚向前移至双手之间，右腿保持原地不动。呼气，左脚脚跟向前滑动直至臀部落至地面。

(2) 上体微右转，屈右膝，右脚置于同侧肘窝处，双手十根手指交叉，双臂端平置于体前。吸气，上臂上抬绕至头后，脊柱立直。呼气，头转向左侧，随之沉髋保持。保持几组呼吸，还原，然后进行反方向练习。

海狗式如图3.8.9所示。

功效：促进骨盆区域血液循环，充分伸展体侧肌群、腿部肌群，灵活身体各个关节。

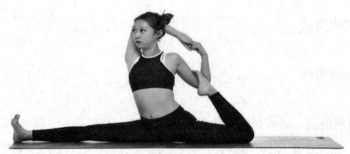

图3.8.9　海狗式

3.8.10　扭头触膝式

准备姿势：山式坐姿

方法：

(1) 双腿并拢向前伸直，挺直腰背。屈左膝，左脚后跟靠近会阴，左髋尽量外展。右腿向右侧打开与身体在一条直线上，脚尖回勾，伸直右腿。

(2) 吸气，双臂上举过头，掌心相对。呼气，上身向上延伸并向右侧弯曲，再将右手虎口自右脚内侧抓住右脚趾，右肘沉落在右腿内侧地垫上。吸气，延展。呼气，左手再次下压去抓住右脚掌，左臂和左肩向上、向后伸展，挺直腰背，使身体尽量向左上方扭转，身体侧卧在自己的右腿上。

(3) 吸气还原时，起身伸直双臂。呼气，放落，稍作放松后，进行反侧练习。

扭头触膝式如图3.8.10所示。

功效：柔软脊柱，刺激脊柱的血液循环，缓解背痛，伸展、按摩腹部器官，增强消化功能，防止毒素在体内堆积。

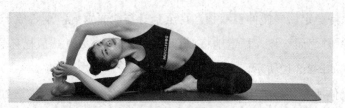

图3.8.10　扭头触膝式

3.8.11　门闩式

准备姿势：金刚坐

方法：

(1) 跪立，将左脚向左侧打开，脚尖指向正左方，脚踝与右膝在一条直线上，右大腿垂直于地面。两臂侧平举。

(2) 吸气，延展脊柱向上。呼气，身体侧屈。保持几组呼吸，还原，然后进行反方向练习。

注意：膝关节有疾病者谨慎练习。

门闩式如图3.8.11所示。

功效：伸展体侧肌肉，强化脊柱神经，消除背部酸痛，按摩腹脏器官。

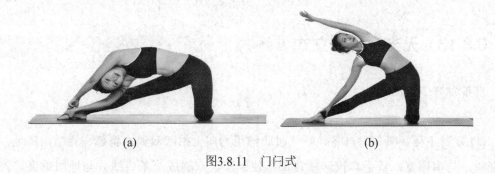

(a)　　　　　　　　　　　　　　　　　　(b)

图3.8.11　门闩式

3.8.12　头肘倒立式

准备姿势：金刚坐

方法：

(1) 身体前倾，双手十指相扣，双肘分开与肩同宽，平放于面部前方地面，双手掌呈弧状，将后脑勺抵在双手掌内，头顶百会穴触地。后脑勺紧靠手掌心，两大臂与地面垂直，同时，脚尖撑地，缓缓上抬臀部，再上提膝盖，使臀部升至最高点，脚尖逐渐往脸部移近。慢慢地将双脚离地，双膝弯曲，大腿贴向腹部，收紧腰、背、腹部肌肉，背部保持与地面垂直。保持稳定后慢慢伸直双膝，直至全身与地面垂直，重心放于双臂之上。

(2) 呼气还原时，屈双膝，稳定地将双脚落回地面，以婴儿式放松休息。

头肘倒立式如图3.8.12所示。

功效：使人体所有系统上下颠倒，促进体内能量流动，将血液输送到头部，使大脑充满活力，缓解失眠和记忆力衰退的症状。此外，对于神经失调、气喘、消化不良、便秘、头痛都具有较好的改善效果。

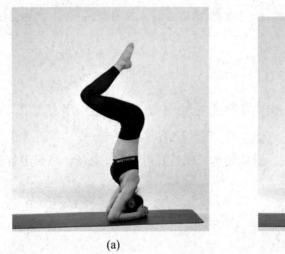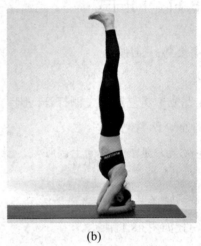

(a)　　　　　　　　　　　　　　　(b)

图3.8.12　头肘倒立式

3.8.13　无支撑肩倒立式

准备姿势：仰卧

方法：

(1) 双臂下压，吸气时准备，呼气时腹部用力向上抬起双腿，臀部、背部抬离地，同时屈肘，与肩同宽，双手掌推送腰背部，使躯干、双腿成一条直线并与地面垂直，勾脚尖，下颌微收抵住锁骨。

(2) 重心移至双肩，双手向上伸直，两臂贴在双腿外侧，双臂双腿在一条直线上，绷脚背，目视双脚方向。

无支撑肩倒立式如图3.8.13所示。

注意：患颈椎病、腰椎间盘突出和高血压患者谨慎练习。

功效：加强颈、肩部力量，放松背部肌群，改善血液循环。

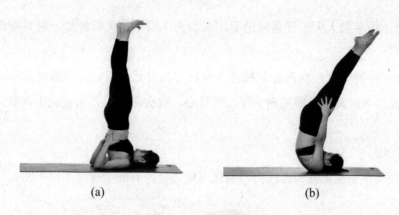

图3.8.13　无支撑肩倒立式

3.8.14　坐姿抓趾平衡二式

准备姿势：山式坐姿

方法：

(1) 屈双膝，双手三指分别抓握两脚大脚趾。吸气，伸直双腿向上。呼气，双腿向两侧打开。

(2) 保持几组呼吸，挺直腰背，双臂双腿保持在同一个平面上，目视前方。

坐姿抓趾平衡二式如图3.8.14所示。

功效：改善背部不良体态，提高身体的平衡感，促进脊柱与脊神经健康，增强双腿柔韧性。

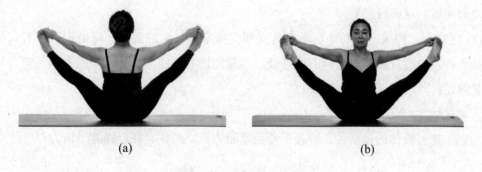

(a)　　　　　　　　　　　　　　　　(b)

图3.8.14　坐姿抓趾平衡二式

3.8.15　鹤禅式

准备姿势：蹲立

方法：

(1) 双手十根手指大大张开落向地面，虎口向下推地。大臂外旋，肘窝指向正前方，稍屈肘。

(2) 吸气，提臀向上，将两膝盖抵在大臂根部腋窝处。屈肘，尽量将重心向前移动，收紧核心，提起双脚离地。臀部向上提，收核心，收会阴向上，大臂向中间收，让小臂垂直于地面。

鹤禅式如图3.8.15所示。

功效：提高平衡稳定性和专注力，强化上臂力量，有助于神经系统平衡。

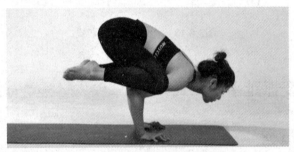

图3.8.15　鹤禅式

3.8.16　八曲式

准备姿势：蹲立

方法：

(1) 身体前倾，右臂移至双膝之间，手掌落地；右大腿放置在右大臂上方，使右脚在上、左脚在下，双脚踝交叉。

(2) 屈双肘，构成一个与地面垂直的支架支撑身体。臀部上抬，降低上身重心，与地面保持平行，伸直双膝，双腿向右侧打开，尽量向远端延伸，抬头，眼睛看向正前方。左右交替练习。

八曲式如图3.8.16所示。

功效：加强腰部的灵活性，增强手臂及腰腹力量，柔软脊柱，提高平衡力与专注力。

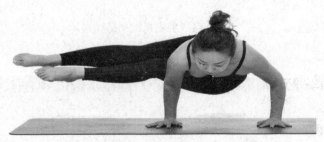

图3.8.16　八曲式

3.8.17　舞蹈式

准备姿势：山式站姿

方法：

(1) 将重心转移到右脚上，缓慢屈左膝向后，双手握住后侧脚背的位置，双膝尽量向中间并拢。停留3组呼吸，以体会并缓解大腿前侧拉伸的感觉。

(2) 吸气，展左侧手臂向上高举过头顶。呼气，身体向下前屈，同时提起小腿向后延伸，右侧手臂向上拉伸开。小腿向后展，拉动整个胸腔往前伸展。后侧手臂向后不要用力，脚背带着手的力量向后伸展。髋部摆正，大腿内旋。

(3) 随吸气，收回手臂。呼气，下落右臂，解开左腿放松，做反方向练习。

舞蹈式如图3.8.17所示。

功效：提高平衡性与专注力，强化背部、肩部、双臂、髋部与腿部力量，舒展胸腔与双肩，延伸脊柱。

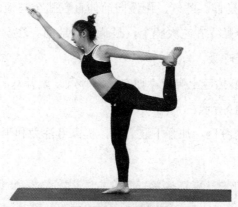

图3.8.17　舞蹈式

3.8.18　独身者式

准备姿势：山式坐姿

方法：

屈双膝，双手三指分别抓握两脚大脚趾。吸气，伸直双腿向上。呼气，双腿向两侧打开，保持几组呼吸，挺直腰背，双臂双腿在同一个平面上，目视前方。

独身者式如图3.8.18所示。

功效：改善背部不良体态，提高身体的平衡感，促进脊柱与脊神经健康，增强双腿灵活性与柔韧性。

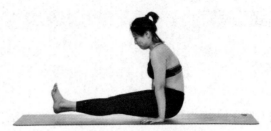

图3.8.18　独身者式

3.8.19　站立锁腿式

准备姿势：山式站姿

方法：

(1) 重心移至右脚掌，屈左膝，上抬左腿，双手十指相扣环抱左脚掌，右腿垂直于地面。

(2) 吸气，脊柱向上延伸。呼气，慢慢向前伸直左腿至与地面平行，弯曲双肘，身体向前倾，直到上半身完全贴靠在左大腿上，眼睛看向地面。注意支撑身体的右腿尽量伸直并垂直于地面，保持几组呼吸。

(3) 吸气，回正时慢慢抬起上半身，屈左膝。呼气，解开双手还原，换另侧腿练习。

站立锁腿式如图3.8.19所示。

功效：充分按摩腹内脏器，加强下肢力量，提高专注力和平衡感，增强消化功能，防止毒素在体内堆积。

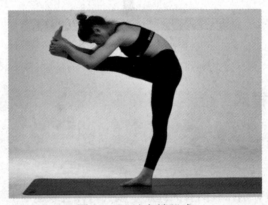

图3.8.19　站立锁腿式

3.8.20　单手蛇式

准备姿势：山式坐姿

方法：

(1) 曲左腿，将左大腿内侧放于左大臂外侧靠近肩膀的位置。左大、小腿收紧夹住左肩，双手平放身体两侧，与臀部成一线。

(2) 手推地使臀部及右脚离地，向前伸直右腿。双脚背绷直，脚掌心向下，用双手支撑身体，保持平衡。坚持几组呼吸后回落还原放松片刻，再进行反侧练习。

单手蛇式如图3.8.20所示。

功效：增强腰、腹肌、手臂力量，伸展下肢，滋养脊柱神经，强化腹部力量，发展身体平衡能力。

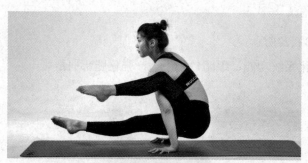

图3.8.20　单手蛇式

3.8.21　双臂支撑式

准备姿势：山式站姿

方法：

(1) 两脚分开略比髋宽，屈膝下蹲，两手从双腿内侧向后，指尖向前，双掌贴地，大腿内侧置于上臂外侧。

(2) 吸气，准备。呼气，收紧腹部，两脚抬起，并在体前相交，双掌心撑地，保持平衡。

双臂支撑式如图3.8.21所示。

功效：强健手臂，增强身体平衡感与协调性，按摩腹脏器官，刺激并强化消化腺体。

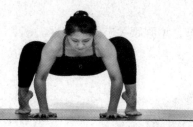
(a)

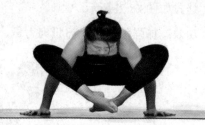
(b)

图3.8.21　双臂支撑式

3.8.22　反半月式

准备姿势：山式站姿

方法：

(1) 双臂经身体两侧向上伸展至头上方，髋屈曲，两掌压地至双肩下方，双臂、双腿垂直于地面，屈右膝向后，左手体后抓握右脚。

(2) 吸气，拉动右腿向上伸展。呼气，向左侧扭转上身躯干。吸气，右脚继续向上抬升，带动左臂向上，使双臂成一条直线。呼气，头转向左侧。保持几组呼吸，还原，然后进行反方向练习。

反半月式如图3.8.22所示。

功效：增强消化系统功能，缓解胃肠不适，强化腿部肌群。

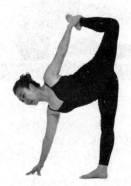

图3.8.22　反半月式

3.8.23　蛙式

准备动作：俯卧

方法：

(1) 下颌触地，两脚打开与髋同宽，屈双膝，两手于体后分别抓握两脚背前端。

(2) 吸气，抬起胸腔。呼气，有控制地下压手臂并后展，不用过分仰头。

蛙式如图3.8.23所示。

功效：加强颈部和背部肌肉力量，锻炼膝关节，增强踝关节的柔韧性。

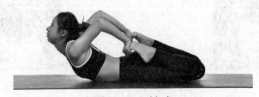

图3.8.23　蛙式

3.8.24　神猴式

准备姿势：金刚坐

方法：

(1) 身体前倾，两手置于肩部下方，双臂、大腿垂直于地面，左脚前移至双手中间，右腿保持原地不动，左脚踝回勾，左脚跟向前滑动，直至臀落地。

(2) 吸气，双手经体侧上举至头顶合掌，手臂伸直，目视前方。呼气，沉髋，保持骨盆中正。保持几组呼吸，还原，然后进行反方向练习。

神猴式如图3.8.24所示。

功效：拉伸下肢韧带，促进髋部与腿部血液循环。

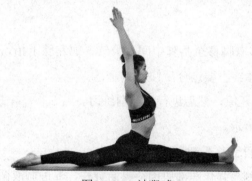

图3.8.24　神猴式

3.9　选修八级

3.9.1　侧乌鸦式

准备姿势：山式站姿

方法：

(1) 屈膝下蹲，双臂贴于左腿外侧，双手分开略比髋宽并触地，双膝并拢贴于右臂上方，屈肘，重心落于两臂，两肘曲线成直角。

(2) 吸气，准备。呼气，将两脚抬离地面，两腿上下重叠伸直，目视前方。

侧乌鸦式如图3.9.1所示。

功效：强壮两腿、手臂，灵活肩膀，加强两臂及手腕的力量和灵活性，伸展腿后部肌群，消除疲劳，恢复精力，增强身体协调性。

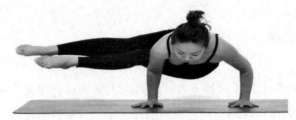

图3.9.1 侧乌鸦式

3.9.2 单腿轮式

准备体式：仰卧

方法：

(1) 先完成轮式，将右脚移至两脚中间。吸气，屈左膝上抬，伸直左腿垂直于地面，呼气时屈膝还原。头部始终不要过分后仰。

(2) 保持几组呼吸，还原，然后进行反方向练习。

单腿轮式如图3.9.2所示。

注意：严重腰椎疾病患者不宜练习此式。

功效：伸展身体前侧，强化腿部肌肉，灵活脊柱，促进血液循环。

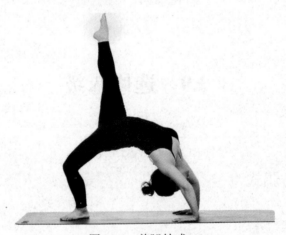

图3.9.2 单腿轮式

3.9.3 单腿站立平衡

准备姿势：山式站姿

方法：

(1) 双手扶髋保持稳定，抬右大腿靠近胸部，右臂放于右腿内侧，用右手的前三个手指抓住右脚大脚趾。

(2) 吸气，右膝向外转向正右侧，右腿慢慢侧向伸直，右手牵动右腿向上并靠近身体。到终极体位时，左手辅助将右腿拉向右肩后侧，右臂可打开侧平举以保持平衡，左腿伸直稳定重心。在感觉舒适的前提下尽量保持终极体位。

(3) 呼气，弯曲右膝，右腿还原，换另一侧重复上述练习。

单腿站立平衡式如图3.9.3所示。

功效：提升专注力，提高身体稳定性，平衡神经，协调肌肉，强健髋部与腿部肌肉，拉伸腘绳肌，增加髋关节灵活度。

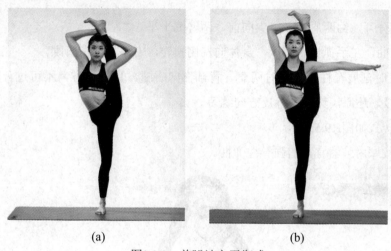

(a)　　　　　　　　　　　　　　(b)

图3.9.3　单腿站立平衡式

3.9.4　孔雀式

准备姿势：跪立

方法：

(1) 双腿并拢，身体前倾，双手掌放于双膝正前方地面，指尖指向膝盖，身体继续前倾，屈双肘至大臂平行、小臂垂直地面，手肘内收，使两侧腹肌落在双肘、胸部落在前臂上，双脚尖后勾点地，双腿向后伸直。

(2) 重心慢慢前移，保持躯干与双腿成一线，抬至与地面平行。下颌微抬，目视前方。可试着将后半身抬得更高，双脚高于头部。保持片刻，回到起始体位放松。

孔雀式如图3.9.4所示。

功效：强壮全身神经系统，加强全身肌肉力量和协调能力，充分按摩内脏器官，增强消化功能，促进身体新陈代谢，排除血液中的毒素。

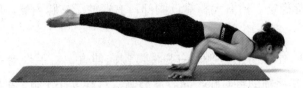

图3.9.4　孔雀式

3.9.5　双角扭转式

准备姿势：山式站姿

方法：

(1) 两脚分开，约两肩宽，脚尖向前，两臂侧平举。

(2) 髋屈曲，左手抓握右脚踝，身体向左侧扭转，右手抓握左脚踝。

(3) 吸气时延展脊柱，呼气时两肩、背部靠向右腿，目视上方，不可过分转动颈部。保持几组呼吸，还原，然后进行反方向练习。

双角扭转式如图3.9.5所示。

功效：按摩内脏器官，增强脊柱弹性。

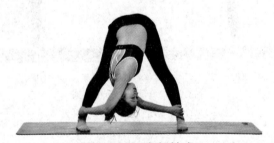

图3.9.5　双角扭转式

3.9.6　双手鸽王式

准备姿势：四脚板凳式

方法：

(1) 左腿屈膝前移、外展，平放在双手之间的地面，左膝、大腿外侧及臀部触地，左脚后跟靠近会阴处，脚背贴地。右腿后伸、内旋，使右脚背贴地，脚尖朝后。双手分别放于臀部两侧支撑，将上体后展，延伸颈部。屈右膝、右脚向上抬起贴近头部。右臂上抬将右手反手抓右脚脚趾或脚背，转动肩、肘，右大臂靠近耳旁，再将左臂上举过头顶向后抓住右脚。手臂向后伸展，进一步扩展胸腔，将头抵在右脚心。

(2) 呼气还原，依次松开双手，回正后换另侧练习。

双手鸽王式如图3.9.6所示。

功效：柔软脊柱，加强腰背力量，充分按摩腹内脏器，增强消化功能，防止毒素在体内堆积。

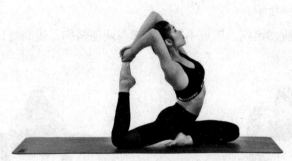

图3.9.6　双手鸽王式

3.9.7　双手鸽王二式

准备姿势：金刚坐

方法：

(1) 跪立，左脚向前一大步，双手置于脚两侧，髋部下沉。屈右膝，右臂外旋，右手抓握右脚，转肩，右肘指向上方。左臂向上方伸展，抓握右脚。

(2) 吸气，上提。呼气，脊柱后展，尽量以头触脚，目视前方。

双手鸽王二式如图3.9.7所示。

功效：灵活脊柱，加强腰背力量，伸展前侧肌群，促进血液循环。

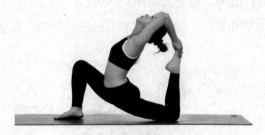

图3.9.7　双手鸽王二式

3.9.8　双手蛇式

准备姿势：山式站姿

方法：

(1) 两脚分开，略比髋宽，屈膝下蹲，两手从两膝内侧向后穿出。两手分开，略比髋宽，手掌贴地，指尖朝前，大腿内侧放于上臂外侧，屈双肘成90°，两手撑地。

(2) 吸气，准备。呼气，两腿向两侧伸直抬起，绷脚背，使两腿、背部、头部与地面平行。

双手蛇式如图3.9.8所示。

功效：强化胸、腹部组织，锻炼手臂、背部与两腿肌肉，提高身体平衡与协调能力，增强腕关节与肩部稳定性。

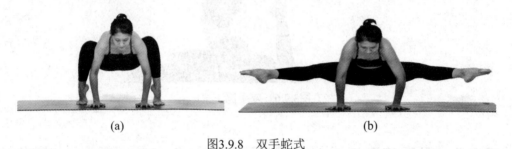

(a)   (b)

图3.9.8   双手蛇式

3.9.9   锁套式

准备姿势：山式站姿

方法：

(1) 屈膝下蹲，两臂经身体两侧打开，身体向左侧扭转，右腋窝抵住左膝外侧，右臂内旋，屈肘绕两腿向后，同时左臂内旋向脊后伸展，两手在背后相扣。

(2) 吸气，延展脊柱。呼气，颈部跟随上半身向左侧扭转，目视左上方，保持几组呼吸，还原，然后进行反方向练习。锁套式如图3.9.9所示。

功效：增强脚踝的力量和弹性，增强脊柱和肩膀的灵活性，按摩腹部器官，有助于改善消化功能。

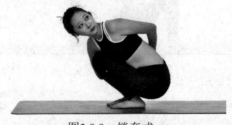

图3.9.9   锁套式

3.9.10   头手倒立式

准备姿势：四脚板凳式

方法：

(1) 头顶放在双手之间的前方，使头顶与两手三点成等边三角形，小臂垂直于地面，肘部弯曲。

(2) 双膝抬离地面，双腿伸直，臀部抬起，双脚向前移动直至腿贴近胸部、背部近乎垂直地面，慢慢抬起一只脚，身体平衡后再抬起另一脚。在双臂支撑下，双腿抬升，伸直膝盖，直至身体完全直立。在感觉舒适的前提下，尽量长时间保持最终体位。

(3) 以相反的动作顺序回到起始体位，以婴儿式放松。

头手倒立式如图3.9.10所示。

功效：有助于调理多种形式特别是与生殖系统相关的神经系统紊乱和腺功能失调，赋予大脑新的活力，有利于减轻焦虑与其他精神不安状况，可缓解背部压力，促使腿部与内脏血液倒流，促进血液循环。

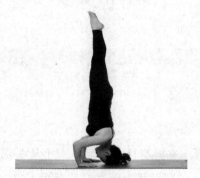

图3.9.10　头手倒立式

3.9.11　舞王式

准备姿势：山式站姿

方法：

(1) 屈右膝，右脚向后向上抬起，右手在背后，以大拇指、食指与中指同时勾住右脚大脚趾，将右腿向后、向上拉伸。在拉伸中，右手手指绕大脚趾翻转，右肘与右肩也随之翻转，向内环绕至肘尖向上，再抬起左臂向上，同时屈肘让左手去抓住右脚趾，借助双手进一步向后向上拉伸右腿，使之靠近头部后侧，伸展后背，直至双臂与后背形成一个弓形，上身微向前倾，左腿尽量伸直，维持身体平衡。

(2) 在舒适的前提下，尽可能长久保持抓住姿势。然后，放下右脚，放松后，换另一侧腿重复上述动作。

变式：在最终姿势基础上，进一步向上拉伸后腿，配合身体后展，直至后脚掌触碰到头部后侧，也可以在最终姿势时以双手反抓脚趾。

舞王式如图3.9.11所示。

功效：扩展胸部，强健腿部肌肉，加强背部、肩部、双臂、髋部的力量，提高平衡感与身体协调性，提升专注力。

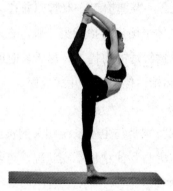

图3.9.11　舞王式

3.9.12　蝎子式

准备姿势：头倒立式

方法：

(1) 弯曲双膝，背部后弯。掌握身体平衡后，双手从头部放开，小心向两边移动，双掌平放于地面，使前臂平行，双腿并拢。两脚向背后垂下来，尽量贴近头部。头部慢慢离开地面，向上抬起。终极体式为双脚跟贴合头顶。

(2) 在感觉舒适的前提下尽量长时间保持。然后头部低下着地，两脚上抬，缓缓恢复到头倒立式，再将双脚落回到地面，放松。

蝎子式如图3.9.12所示。

功效：此式除具有头倒立式的练习收益外，对背部的放松和对脊神经的调节补养更为强烈，能促进下肢与腹部的血液循环，使肩、臂、胸、背的肌力及肌耐力得到提高。同时还能激发与重组体内生命能量，增加脑部与垂体的血液流量，赋予身体各系统以新的活力。

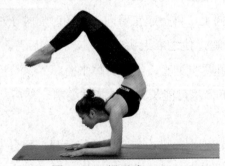

图3.9.12　蝎子式

3.9.13　站立龟式

准备姿势：山式站姿

方法：

(1) 两脚打开，略比髋宽。吸气，两臂经体侧向上伸展至头顶上方。呼气，髋屈曲，两臂、两肩、头部经由双腿中间向后穿出，两手经身体后侧向外环抱后腰部并相扣。

(2) 收腹，伸直双膝，但不要过伸，前屈时保持脊柱延展，目视肚脐方向。

站立龟式如图3.9.13所示。

功效：较强地伸展背部及两腿后侧肌群，大幅度屈髋可按摩腹部脏器。

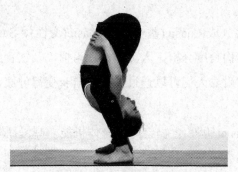

图3.9.13　站立龟式

第4章
瑜伽饮食观

4.1　食物的属性与味道

瑜伽理论将食物属性分成Rajasic(堕性)、Tamasic(变性)、Sattivic(纯净)三类。瑜伽练习者认为，从人类生理结构角度分析，人类的饮食习惯以及饮食结构并不适合肉类食物，所以瑜伽推崇素食主义，引导人们可以通过饮食让自身变得健康、纯洁、精力充沛，使心灵宁静而又愉快。

瑜伽理念认为，Rajasic(堕性)食物会降低身体机能，减慢新陈代谢速度并对机体运作具有一定的抑制作用，还会使情绪易怒、不可控，导致心灵迟钝。Tamasic(变性)食物在瑜伽中被认为是能够为机体提供能量、有益于身体但是不利于心灵的食物，经常食用此类食物会导致人的神经系统受到刺激，破坏身心平衡，影响瑜伽练习者进入到一种平静的状态。Sattivic(纯净)食物是瑜伽中最为推崇的食物类别，这类食物可以使我们的身体变得更加精壮，使我们的神经系统变得更加敏锐，使我们的身体在进行瑜伽练习时能够更好地进入理想的状态。

我们平日里所吃的食物种类繁杂多样，食物存在的形式由于地域不同、家庭和个人情况不同有着万千变化。按照《黄帝内经》的记载和归纳，食物属性分为温、热、寒、凉、平共五类。其中，温与热同性而不同质，寒与凉同性不同质。温热食物的作用在于温补、暖阳、驱寒，而寒凉食物的作用在于消毒、驱热、滋阴、生津。平性食物是指性质比较平和的食物，不热不凉。

中医认为："寒者热之，热者寒之。"凡是热性或温性的饮食物，适宜阳气不足且体寒之人服用；凡属寒性或凉性食品，只适宜阳气旺盛或体热者服用。体寒的人或阳气不足者，忌吃寒凉性食品；体热或阴虚之人，忌吃温热性食品。

尽管瑜伽和中医养生所属地域不同、理论基础各异，但是对于养生的理解极为相似。两者最大的统一在于人体要按照自然规律调节自我，让人体身心顺其自然与自然规律一致，两者都认为只有达到这种境界才能获得更高层次的健康。由于每个人体质不同，有人血热容易上火，有人体寒怕冷，应用中医所讲食物的温热寒凉属性，结合瑜伽食物分类原则，我们可以依据两者来选择适合每一位瑜伽练习者自身体质的食物。

食物的味道可分为酸、甜、苦、辣、咸五种。其中，酸味食物有提升消化功能和保护肝脏的作用，经常吃有助消化、降血压、软化血管的功效。甜味食物可补养气血，补充热量，解除疲劳，有调胃、解毒和缓解痉挛等作用。苦味食物能泄阳、能坚阴，具有除湿和利尿作用，常吃苦味食物对身体极为有利，还有减重排毒的功效。辣味食物有发汗、理气之功效，这些食物中所含的"辣素"既能保护血管，又可调理气血、疏通经络，经常食用可预防风寒感冒。含有盐分的食物有调节人体细胞和血液渗透、保持正常代谢的功效。呕吐、腹泻、大汗之后宜喝适量淡盐水，以保持正常代谢。

归于瑜伽中，我们对于各种味道的食物的摄取要做到浓淡相宜，注意各种味道的相互配比，做到五味摄取平衡、味不偏亢，五味中某一味食物摄取过量导致饮食不合理都会伤及机体消化系统和神经系统，对人体健康极为不利。

4.2　瑜伽的饮食原则

瑜伽饮食原则之一，就是崇尚素食主义，所以练习瑜伽者的饮食结构中尽可能不出现肉类、鱼类、蛋类食物，但可以适度食用奶制品。

瑜伽饮食原则之二，饮食定时定量，生活作息规律。中医提出了"饮食有节"原则，"有节"不仅指三餐要定时，而且还要定量，每一餐均不可以过饥或者过饱。饮食最先与脾胃接触，如果三餐饮食不规律，每一餐过于饥饿或者过于饱腹，都容易使脾胃受损，影响人体消化系统健康，进一步导致其他脏器功能异常而发生病变。

瑜伽饮食原则之三，饮食冷热有度。饮食如果过寒、过热，轻则导致口腔和食道受损，重则损伤脾胃，导致五脏六腑发生病变。在临床上，因食物过于寒冷而导致的慢性支气管炎、支气管哮喘病情加重的情况时有发生。反之，如过度摄取热食，亦可导致机体气血阴阳失衡而发病，如过量饮酒则生内热，轻者失眠或损伤脾胃，重者则会患神志错乱等病症。

瑜伽饮食原则之四，五味均衡。饮食中的五味是保证机体脏腑器官进行正常功能活动的能量来源，中医认为必须"谨和五味"。《黄帝内经·素问·五脏生成》说："是故多食咸，则脉凝泣而变色；多食苦，则皮槁而毛拔；多食辛，则筋急而爪枯；多食酸，则肉胝皱而唇揭；多食甘，则骨痛而发落。此五味之所伤也。"食物中如果五味的配比过于偏激，就会引起脏器受损，甚至会影响身体机能，使其出现紊乱而导致机体受损。这些变化在现代医学的各种研究成果中也得到过相应证实。

瑜伽饮食原则之五，杜绝致醉、致幻的食物或药物。瑜伽练习的目的是使心灵安详、纯净，瑜伽练习者要尽量长久保持一种真正的内心平静与满足。服用致醉、致幻物可以给人带来一时愉悦的虚假精神感受，但是长期服用致醉、致幻物会使人的机体受到折磨，使心灵受到摧残。从长远来看，致醉、致幻物会导致人的心灵混沌和身体机能下降，从而导致生命耗损。

4.3　断食疗法

在快节奏的现代生活中，有些人过分依赖食物并将其作为幸福的来源，有些人因为食物摄取过量或不科学而感到身体或心理的痛苦，有些人觉得"健康少量的饮食+运动"太过严苛……人们对身形塑造或健康身体的追求从未停止，导致市面上的保健品、减肥药、美容瘦身方式鱼龙混杂。其实，在一定的条件下，完全可以采用受瑜伽练习者信任的断食疗法(Fasting)。

4.3.1　了解断食疗法及注意事项

要了解断食疗法，先来了解健康、体脂肪与断食疗法之间的联系。在生物科学领域有以下观点：食物在被摄取又经过消化吸收后，碳水化合物会转化成葡萄糖等单糖类，脂肪转化成脂肪酸等，蛋白质则转化成氨基酸。未使用到的葡萄糖会转化成肝糖(Glycogen)，储存在肝脏和肌肉中；另一部分葡萄糖则以三酸甘油酯(中性脂肪)的形式储存在脂肪细胞中。

科学地说，每公斤的体脂肪相当于7000大卡的热量，根据所需的断食疗程带来的消耗，体脂肪在25%以上的女性、体脂肪在15%以上的男性都可以依靠其体内储存的热量来完成一定程度的断食瑜伽。

但是请注意，有几类人群不能在没有专业医师指导下自行尝试断食疗法，以免加重生理或心理的损伤。

(1) 有精神方面疾病(如忧郁症)、饮食认知障碍(暴食症、厌食症)、自我认知障碍等疾病患者。

(2) 高血压、高血脂、高血糖、糖尿病、血液循环类疾病、重度胃肠疾病(癌症、溃疡、炎症等)患者。

(3) 体脂肪含量不达标人群(女性体脂肪率未达20%，男性体脂肪率未达10%)。

(4) 成长期的青少年(未成年)。

(5) 身体处在不适期的人群。

当确定身体可以承受断食瑜伽疗法后，要解决的就是心理层抗拒的问题。我们都知道瑜伽是身体与意识的结合，缺一不可。要想形成尽可能好的智慧形态，就要让身体与内心结合，还要让身体追随内心。所以，如果决定开始一个断食疗程，不要轻言放弃，最终就会大有收获。

4.3.2　断食的过程

下面介绍断食方法，请根据自身情况进行。

减食第一天：早晨先饮一杯至一杯半水；早餐减量至平日八成，确保仔细咀嚼，一口食物至少咀嚼30次。午餐减至平日六成，保持仔细咀嚼的习惯。晚餐减至平日五成，保持快乐心情去进食。禁食含酒、尼古丁、咖啡因的食物及刺激性食物，减少肉、鱼、蛋及油腻食物等。摄取1.5公升标准白开水，可配以绿茶等。

减食第二天：进食糙米粥、大量蔬菜，保持补水。

减食第三天：开始真正断食，只喝能够补给身体营养的饮品。

减食第四天：从饮品类渐渐回到粥类、糊类食品，同时食用大量蔬菜。

减食第五天：从粥类回到白米饭，搭配一些清淡的菜、汤等。

4.3.3　断食的功效

1. 对身体的效果

(1) 减重是断食最明显的一个效果，配合Asana体位法练习后会更加有效。当然体重减轻并不等于更美，但经由断食瑜伽带来的身体掌控能力会使人变得更加愉悦。

(2) 排毒效果。

(3) 让身体变得轻盈。

(4) 改善关节疼痛(痛风)。

(5) 清醒意识。

2. 对心灵的保养

(1) 对身体掌控力增强。

(2) 变得自信。

(3) 舒缓紧张情绪。

(4) 使心灵保持平静。

第5章
瑜伽冥想

5.1 冥想的定义与意义

5.1.1 冥想的定义

冥想(Meditation)是一种古老又有效的放松技术，目前被广泛应用于心理学等行业及领域。"冥想"这一词起源于佛教及印度教的精神训练，因此很多人认为冥想与佛教中的禅定是一样的，两者均能让练习者摆脱浮躁，摆脱物质的困扰，使心安定下来。虽然两者的作用及形式有很多相似之处，但是其内涵是截然不同的。瑜伽的最终目的是在获得内心平和的基础之上去表达及传达无限的爱意、幸福，通过超然的感官获取其中的乐趣，去感染他人，服务他人，为他人带去快乐；而佛教的禅定是在摆脱浮躁、困惑的基础上得到真理，通过参透世间万物及现象，运用感悟万物本质的智慧来治愈内心的痛苦。瑜伽冥想是能使其身心健康、精神积极向上、内心保持平和的同时，制服心灵，并超脱物质欲，感受到和原始之始(The Original Cause)直接沟通的一种方法。

5.1.2 冥想的意义

说到冥想的意义，就不得不提及瑜伽的概念。"瑜伽"来自梵语，意为联合、加入、结合和束缚，即把人的注意力集中起来加以引导、运用和实施，将我们的意志与神的意志真正地结合起来。为了实现两者的结合，除了制戒、内制、体式的修炼及呼吸的配合之外，还需要专注、冥想、入定。在这一系列练习当中，专注是一切事物的前提，冥想是一切事物的基础。当我们开始专注时，就会慢慢进入冥想的阶段，将自我从周围的事物中抽离、解脱出来，配合有节律的呼吸，对身体、呼吸、感官、大脑、理智、自我进行控制，并将它们融入内心所想的事物中去，达到身体、精神、心灵的平衡。在此期间，练习者可以感受到祝福，有所觉悟和警醒。这就是冥想的意义所在。

5.2 冥想的功效

冥想能帮助练习者从物质的欲望中摆脱出来，获得内心的和平与安宁，不断提升思想与心灵境界。此外，冥想对练习者的身心健康也是大有裨益的。冥想最初在美国公司开始流行，当中午休息时，员工在办公大厅集体冥想，利用冥想的方式使大脑和身体得到休息及放松。冥想时，大脑中涉及学习与记忆过程、情绪规律、自我指示过程，以及看法采纳的区域所代表的灰质会发生变化，一方面可以增强冥想的效果，使冥想的效果充分发挥出来，达到事半功倍的状态；另一方面可以让大脑变得更加强大，在提高记忆力同时使精神舒畅，从而改变身体上的一些问题，例如哮喘、高血压等一些慢性疾病，还可以帮助人们戒除烟瘾。

在当今社会快速发展与信息快速传递的情况下，冥想开始更多地应用于心理学、医学等不同的环境与领域中，虽然最终的结果是改善人的身体状态及精神状态，但是在不同的领域其采用的方法及种类是不一样的。我国临床医学研究表明，采用渐进式放松治疗及意象放松治疗的冥想方式，除了对慢性疾病有所改善之外，对癌症患者的治疗也大有益处。除了可以改善人的负面，如焦虑、紧张、抑郁、内心浮躁等，帮助病人改善状态以提高治愈的概率，还可以帮助癌症病人减少疲劳感和疼痛感，帮助病人提高睡眠质量。

在心理学领域，采用更多的是正念冥想，这是一种无思绪压力的减轻课程，可使治疗者有意识地集中注意力，感受当下，了解内心的真实想法，与情绪产生一种同情及冷静的关系，从而使自己完全解脱出来，改变自己的状态。

在练习瑜伽时，人们通常采用瑜伽语音冥想的方式，但是瑜伽的冥想并不是通过治疗及干预手段去改善人的状态，而是让练习者跟着瑜伽语音一起去唱诵。在这个过程中，让练习者的感官去感受爱，在开始时，练习者可能无法完全集中注意力，会产生厌倦感，思绪会飘忽不定，从瑜伽语音游离到其他事物上面，但练习瑜伽语音的时间越长，其吸引力越大，练习者的内心更加纯净，能够摆脱物质、愚昧、无知，减少怒气、紧张等情况，从根本上解决由紧张及忧虑引起的诸多问题。这不是治疗疾病，而是增强预防效果。另外，瑜伽语音冥想的一大优势就是没有年龄、职业、学历及场地的限制，非常简单易行。当学生学业压力繁重，无法集中注意力安心学习时，可以通过语音冥想改变现状，使内心平和，从而缓解抑郁症状。

5.3 冥想的种类及方法

1. 走动式冥想

动作分解：带着觉知感受当下迈出的脚步，当意识完全专注时，身心达到联结，喜悦、宁静由内而生。

2. 观想

在大自然中，身心很容易获得平静，一花一草都可以成为我们观和想的对象。停止所有思考，静静地观察花、草、树木、蓝天、白云……感觉自己与观想的对象完全融合为一体，享受大自然的能量。在家中也可以随时进入观想，只要找一个想象的对象就可以，如水晶石、鱼缸、盆栽、图画等。这些物体能帮助我们集中注意力，渐渐排除外在的干扰，慢慢转向内心世界，体会宁静和安详。

3. 烛光冥想

功效：舒缓眼睛疲劳，促进眼睛周围血液循环，排除毒素，增强视力，使眼睛有神。提升专注能力，充分吸收烛光的能量，使内心光明自信，消除内心的恐惧，使心灵更加平静。

动作分解：首先，选择自己感觉舒适的坐姿坐在瑜伽垫上，挺直脊柱。先闭上眼睛，调整呼吸；放松全身，慢慢睁开双眼，视线由大腿慢慢向上。其次，开始凝视烛光，专注地观察它的内焰、外焰、颜色、大小、形状。尽量不要眨眼睛，让眼泪自然流下。再次，慢慢闭上眼睛，观想烛光在眉心处，直到对烛光的印象变得模糊时再次睁开眼睛凝视烛光，重复5～8次，保持专注和放松的状态。最后，让自己平躺下来，全身放松。

4. 语音冥想

在所有的瑜伽冥想体系中，语音冥想的功效最为直接，它久经考验，广为人们使用。如前所述，语音冥想可以和提升生命之气的功法配合训练，也可以单项练习。

瑜伽语音冥想又称曼特拉(Mantra)冥想。梵语词"曼特拉"可以分为两部分，即"曼"(man)和"特拉"(tra)。"曼"的意思是"心灵"，"特拉"的意思是"引开去"。因此，"曼特拉"的意思是能把人的心灵从种种世俗的思想、忧虑、欲念、精神负担中引导离去的一组特殊语音。一个人只要把注意力集中在他的瑜伽语音上，就能逐渐超越愚昧、无知等，达到品质善良的高度。基于此，瑜伽冥想将往深处发展，逐渐演变为完美的禅，最终进入入定状态。

语音冥想分为以下几类。

(1) 欧姆(Aum或Om)。瑜伽练习者往往最先练习这一则瑜伽语音，以调养心神，获得心灵的宁静、平和与制感。

(2) 欧姆·哈瑞·欧姆(Aum Hari Aum)。许多瑜伽大师受这则瑜伽语音的吸引强于受"欧姆"的吸引，因为它不仅能帮助人实现非人格入定，还能帮助人实现人格入定。

(3) 哈里波尔·尼太-戈尔(Haribol Nitai-Gaur)。

哈里：壮美、吸引。

波尔：冥想语音、说话、曼特拉。

尼太：永恒、长存。

戈尔：金色的、光辉灿烂的、清洁或纯洁的。

经常练习这则瑜伽语音冥想，有助于获得心灵的洁净和纯化。

(4) 玛丹娜-莫汉娜(Madana-Mohana)。据权威瑜伽文献，原始之始其实并不是"虚无"的，而是充满了精神的爱、真、善、美等吸引人的特点，以致罗曼蒂克之爱的人格象征丘比特(即玛丹娜)本身也要受到原始之始的吸引。

(5) 玛丹娜-莫汉娜·木哇利·哈瑞波尔(Madana-Mohana Murari Haribol)。这则语音冥想代表精神之爱和真、善、美及其能直入人心的迷人特性。

(6) 戈帕拉·戈文达·玛丹娜·莫汉娜(Gopala Govinda Rama Madana-Mohana)。想实现人格入定的瑜伽练习者特别喜爱这则瑜伽语音冥想。

5. 图片、场景冥想

瑜伽冥想词1：想象自己躺在一片绿色的草地上，软软的、绵绵的，阵阵清香扑面而来，蓝蓝的天空没有一丝云彩，潺潺的小溪从身边流过，叫不出名的野花争相开放。远处一头母牛带着它的崽崽在散步，身边的孩子们尽情地嬉戏玩耍。一只蛐蛐在地里蹦来蹦去，树上的鸟儿不停地歌唱。

瑜伽冥想词2：你，用心去听，远处有瀑布泻下的声音；你，深吸一口气，手中有玫瑰散发的幽香；你，认真地去体会，自己忽而飘浮在安静的湖面上，忽而深入到葱郁的山谷中；你，要用心去感觉，你的身体变得很轻很轻，轻得几乎能在空中漂浮，你的身体又变得很重很重，重得就要陷进地下。优美、舒缓的音乐，犹如股股清泉涌入心田，顿时，心情变得豁然开朗，身体也得到了最大、最好的放松。

经常用这种方法调节身心，你会发现，你变得越来越美丽，越来越漂亮，也越来越自信、充满阳光。冥想，是用你的想象力来调节身心，缓解压力。对绝大多数人来讲，视觉的想象远比听觉的想象要生动得多、有力得多，而听觉想象需要诱导，所以通常情况下，人们冥想时都要有相适应的音乐伴随始终。想象，主要是为了激发某种记忆，尤其是身体的记忆，这个记忆就是体验，躯体的体验。其实，人的大部分记忆都储存在身体的皮肤、肌肉、内脏器官里，而不是大脑里。

瑜伽冥想词3：实际上，冥想一个从来没有体验过的情景是没有实际意义的，一个虽然到过、体验过，却没有深刻的躯体或心理记忆，如没有感到舒适、惊诧、激动的情景，也是没有多大意义的。所以说，冥想，也可以称为唤醒，是一种记忆体验的唤醒。增加对大自然的兴趣、对美好事物的追求，培养对音乐的爱好，有助于增强冥想的效果。同时，也会让我们的心胸更加开阔，对未来充满信心，从而使自己变得越来越美丽、越来越健康。

6. 原理

"冥"有泯灭的意思；想，是指思维、思虑。因此，冥想是指去除你的念头、思虑，帮助你找到感知。

一直以来，冥想被误认为只有坐在那里才能完成，甚至还专门为冥想设立了一堂课程，实际上人们随时随地可以进入这种无思虑的状态。例如，做体式的时候可以通过呼吸移动身体，当身体达到极限的时候就已经处于一种Dhyana的状态，有人把体式运动称为移动冥想。移动冥想能帮助我们发现身体里可控的部位和非可控的部位。比如，移动身体、眨眼、吸气、闭气是可以控制的，而指甲、头发的生长是不可控制的。

冥想把我们身体可控的部分作为入口，例如，手部高度弯曲，当你弯曲到极限的时候，思维在这个时候就停止了。瑜伽很多体式要求尽量做到身体的极限，到达身体的极限后意识进入感知的状态。达到身体极限后，很多老师会做一些烛光冥想、OM声冥想、观照呼吸的冥想等，原理都是相同的。冥想的锻炼实际上是利用身体可控的部分切断思维。呼吸也一样，很多老师会教呼气、吸气、屏气。我们来试一下，深吸一口气后屏息，在屏息这一瞬间头脑进入真空状态，无法进行思维，就进入了Dhyana的状态。当思维切断的时候，有一种能量自动流淌，进入感知，感知和思维是很难同时存在的。当思维存在比较强烈的时候，感知就会消失。

7. 原则

选择一个专门的地方来练习，这样可以帮助你找到安宁感，易于进入瑜伽冥想状态。还要选择一个固定的时间，清晨和傍晚都比较理想。利用相同的时间和地点，让精神更快地放松和平静下来。坐下来后，让背部、颈部和头部保持在同一条直线上，面向北方或者东方。在冥想的过程中，保持身体温暖(天凉时你可以给身体围上毯子)，引导你的意识保持平静，让你的呼吸有规律地进行，可以先做5分钟的深呼吸，然后让呼吸平稳下来，建立一个有节奏的呼吸结构——吸气3秒钟，然后呼气3秒钟。当你的意识开始游移不定，不要太在意，也不要强迫自己安定下来。安静下来以后，让你的意识停留在一个固定的目标上面，可以在眉心或者心脏的位置，利用你选择的冥想技巧进入冥想状态。在非常纯净的冥想状态到来之前，不要强迫自己，让游离的状态继续自然地存在。经过一段时间的练习，游离的状态会慢慢消失，最终进入纯净三摩地(最高意识的知觉状态)。

在进入正式冥想阶段前，还应注意以下几点。首先，选择一个你感觉很舒服、放松的姿势来练习。比如，选择莲花坐的姿势，但如果你不能做这样的姿势，你可以选择简易坐来练习。正确、稳定的坐姿是冥想成功的关键，因为不稳定的姿势会使思想、意识也变得不稳定。其次，尽量不在冥想前进食，因为这会影响你集中精神状态。再次，开始时试着每天做一次冥想，以后可以增加到每天两次。冥想的时间由5分钟慢慢地增加到20分钟或者更长，但不要强迫自己长时间地静坐。最后，如果你利用一种冥想方式练习几次都感觉不舒服，那么你可以放弃这种方式而选择另外一种更适合自己的方式。不要急于求成，不要期望在很短的时间内就达到预期的效果。

5.4　冥想的常用坐姿

虽然练习瑜伽冥想时不刻意强调坐、卧、站等姿势，但还是建议练习者挑选舒适的坐姿，以保持注意力集中。练习时多数采用简易坐、半莲花坐、莲花坐、至善坐、吉祥坐、悉达斯瓦鲁普坐、雷电坐这7种坐姿，练习者可以根据自身的能力水平选择其中一种，以保证唱诵时不会因为坐姿而影响注意力的集中。在最新版的健身瑜伽体位标准中主要介绍了前4种坐法，也是我们日常教学及上课时经常用到的坐姿。

1. 简易坐

做法：
山式坐姿，臀部向上、向后拨出，坐骨扎实贴地。
两腿收回交叉，两脚分别置于大腿或膝下，两手结智慧手印落于膝上，脊柱伸展，目视前方。保持自然呼吸，3～5组后还原。
功效：加强髋、膝、踝关节的灵活性。
重点及难点：

重点：髋部外展，肩部后展下沉，膝关节有意识向下。

难点：脊柱保持中正，背部保持平直状态。

2. 半莲花坐

做法：

山式坐姿，臀部向上、向后拨出，坐骨扎实贴地。

屈左膝，脚跟靠近会阴处；屈右膝，右脚背置于左大腿根部，两膝贴近地面。脊柱向上伸长，放松两肩和手臂，两手结成智慧手印，两眼微闭。保持自然呼吸。

功效：促进骨盆区域血液循环，灵活下肢关节，安定情绪。

重点及难点：

重点：两膝着地，腰背自然伸直。

难点：上方脚跟靠近对侧腹股沟。

3. 莲花坐

做法：

山式坐姿，臀部向上、向后拨出，坐骨扎实贴地。

屈右膝，右脚背置于左大腿根部；屈左膝，左脚背置于右大腿根部，脚跟抵住腹股沟，脚掌心向上，两膝尽量下沉贴地。双手结成智慧手印置于两膝上，背部挺直，两肩后展下沉，下颌微收，目视前方。

保持自然呼吸，3～5组后还原。

功效：促进骨盆血液循环，灵活下肢关节，安定情绪。

重点及难点：

重点：两膝触地，脊柱保持中立，向上伸展，两肩平展。

难点：脚跟抵住腹股沟，脚掌心向上。

4. 至善坐

做法：

山式坐姿，臀部向上、向后拨出，坐骨扎实贴地。

屈左膝，左脚跟抵近会阴；屈右膝，右脚置于左小腿内侧之上，左脚置于右小腿之下，两脚跟上下重叠，两膝触地。脊柱向上伸展，放松两肩及手臂，两手结成智慧手印，两眼微闭。

保持自然呼吸。

功效：促进骨盆血液循环，灵活下肢关节，安定情绪。

重点及难点：

重点：两膝触地，腰背自然伸直。

难点：两脚跟上下重叠。

练习者应熟练掌握这几种坐姿的做法、重点及难点，在今后的瑜伽语音冥想及教学中会广泛应用。姿势是练习的良好开端，如果姿势不正确，不仅不会起到改善并调节身体的作用，甚至会损害身体。因此可以说，姿势正确是练习的关键，能够缩短练习的时间，达到事半功倍的效果。

第6章
瑜伽放松术

6.1 瑜伽放松术概述

瑜伽放松术是古老瑜伽中一种颇具效果的放松艺术。在练习过程中，需要练习者完全集中意识且放松身体而让其休息。但这种休息与一般意义上的睡眠有着根本的不同，因为在正确的练习中，练习者可能用意识去控制它，并且从意识中醒来。对于过于繁忙、缺少睡眠的人们，15分钟左右的瑜伽放松术就能使人恢复精力。睡前练习瑜伽放松术到自然入睡，可充分提高睡眠质量。在瑜伽课程中，不同动作之间以及课程结束部分都会加入放松术，这有助于练习者肌体和精神的超量恢复。

瑜伽放松术是主动地、特意地放松。它让练习者有意识地运用身体和心意进入深层的放松状态，它成效卓越，效果显著，也无须任何花费。一般人都认为放松是达到身体健康和心意稳定的关键之一。身体不紧张，行动必然轻松自如，长期下去，身体会更健康、灵活、舒适。有一个放松的身体，头脑会比较清醒、沉稳，办事效率也更高。但遗憾的是，许多人从来没有体验过真正的放松。放松是一种安宁的感觉，是在一种清醒的状态中休息，并不是睡觉，也不是昏昏沉沉或醉意微醺的状态。

6.2 瑜伽放松术体式及引导词

6.2.1 瑜伽放松术体式

1. 仰卧放松功

仰卧放松功是进行瑜伽放松术的最好体位，是能使精神和身体完全放松的最有效姿势。在此姿势上进行的瑜伽放松术可以很快地缓解失眠、心脏疾病、高血压和呼吸系统疾病，放松肌肉、神经、骨骼以及身体的每一个细胞，舒缓紧张情绪和压力，将积极的精神与意识辐射全身。

做法：背部贴地仰卧，头上的发饰要解开，不要影响颈部的放置。下巴微收回一点，颈项后侧拉伸靠近地面。手臂放在身体两侧斜向下，掌心朝上。腰骶展开，臀部稍向外移动，大腿、膝盖和双脚都微微外翻，让全身自然下沉。闭上双眼，放松全身，平静而自然地呼吸。

功效：让人松弛，让呼吸缓慢顺畅，安抚神经，平静心灵，使全身的能力得到恢复，身体产生和谐的感受，有助于治疗失眠、神经衰弱、身体机能紊乱等病症，能缓解高血压、心脏病和癌症患者的不适。

2. 鱼戏式

做法：俯卧，双腿并拢向下，双手手掌十指交扣放在额头下，转身体向左侧，把右侧手肘放在身体前侧，把头放在手肘上，弯曲左膝向上抵住左侧手肘。吸气时分开腿向下，转回身体向前。

功效：有助于整个身体的放松，有助于刺激消化道蠕动，缓解坐骨神经痛。

3. 婴儿式

婴儿式是模仿胎儿在子宫中的姿势。

做法：跪在地面上，双臂放在身体两侧，臀部向后坐在脚跟上，身体前倾，把额头放在地面上。手臂在身体两侧完全下沉，手背触底，肩部在膝盖的上方也完全下沉。如果臀部很难接触脚跟上，或者身体有强烈的前倾感觉，可以让手臂向前伸出并下沉；如果由于身体脂肪过多，导致头部无法接触地面，或者有严重的眼部疾病，可双手握拳，将一个拳头放在另一个拳头上，额头放在两个拳头的上面。孕期女性练习时要把膝盖向外分开。静脉曲张及膝盖有严重问题的患者，不要尝试这个体式。

功效：放松整个脊柱，特别是腰部，让神经系统安静，适合在练习体式过程中对身体的恢复。

6.2.2　瑜伽放松术引导词

(1) 请仰卧，准备好做瑜伽放松术练习。

(2) 让全身成一条直线，脸部朝上，两腿分开，脚尖稍朝外，两臂自然放于身体两侧，掌心朝上。

(3) 一旦摆好姿势，就停止身体的一切动作。

(4) 闭上双眼。

(5) 对自己的呼吸保持高度知觉，静观自己的呼吸，一呼一吸，循环不止。

(6) 在整个练习过程中，除非我叫你动，否则请你保持绝对的安静。

(7) 在练习的过程中，我会讲出你身上各个部位的名字，每当念到这个部位，你默念这个部位的名字，对那个部位保持高度警觉，感觉它在放松、在休息。

(8) 从两脚开始，两个大脚趾正在放松，其余脚趾全都在放松。脚背、脚底、脚踝、脚后跟、小腿胫骨、小腿肚、膝盖、膝背窝、大腿前侧肌肉、大腿后侧肌肉、臀部、骨盆区域、腹部、胃部、肝脏、肾脏、肋骨、心脏、胸部、肩部、大臂、手肘、前臂、手腕、手掌心、手背、手指都在放松。

(9) 将意识转移到头部，放松头顶、头的两侧、头皮、前额、眼眉、眉心处、眼皮、眼球、脸颊、鼻梁、嘴唇、下颌，放松颈项前面、颈椎，放松上背部、肩胛骨、整个后背部、每一节脊椎、腰椎、尾骨、骶骨。

(10) 现在你全身从头到脚都得到完全的放松，感觉自己比羽毛还要轻，感觉自己身上的每个细胞都充满了能量，恢复了精力。

(11) 你是醒着的，是清醒的，没有睡着。

(12) 下面我要讲一些词语图画，我所描述的每一幅词语图画，你都要在心里看它。让你的心从一幅图画转向另一幅图画，不要停在任何过去的图画上。

① 平湖如镜，清澈安宁。

② 一只美丽的白天鹅浮在湖面上。

③ 洁白的雪花轻轻地飘落。

④ 美丽的、金光灿烂的日出。

⑤ 海洋上浪花翻涌。

⑥ 清澈的蓝天。

⑦ 头上团团白云飘过。

(13) 你是清醒的，没有睡着。

(14) 你对躯体保持高度警觉，看着你的身体静静地躺在地上。

(15) 你的躯体完全放松，现在它充满精力，你感到整个躯体充满了元气。

(16) 休息够了，就请开始做瑜伽语音冥想。

(17) 现在对全身保持高度知觉。轻轻地活动手指、脚趾、手腕、脚踝，慢慢转动侧卧身体，逐渐坐起来，站在垫子上。甩动左臂、右臂、左腿、右腿，拍打身体的各个部位，搓热掌心，用双手拍打脸颊、前额、双眼、鼻子及头顶。

(18) 瑜伽放松术完毕。

功效：提升感知能力，促进免疫系统功能，缓解压力和神经紧张，有助于增加身体柔韧度和协调性，有助于恢复体力和促进身体全面的健康。

参考文献

[1] 王秀香，都晓娟. 体育与健康课程教学理论与实践[M]. 北京：人民体育出版社，2016.

[2] B.K.S. 艾扬格. 瑜伽之光[M]. 王晋燕，译. 北京：当代中国出版社，2017.

[3] 友永淳子. 断食瑜伽：五天即见效的身体与心灵修炼[M]. 李鹏程，译. 北京：金城出版社，2011.

[4] 德斯卡查尔. 瑜伽之心[M]. 陈丽舟，朱怡康，译. 长沙：湖南人民出版社，2018.

[5] 国家体育总局社会体育指导中心，全国瑜伽运动推广委员会. 健身瑜伽108式体位标准.